"你应该知道的医学常识"大型医学知识普及系列

总主编　舒志军
　　　　周　铭
主　编　王长德

明明白白
看脑卒中

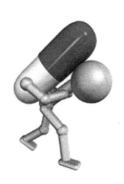

科学出版社

北京

内 容 简 介

本书从一临床常见病例入手,通过对此病例的剖析引出脑卒中的相关知识。本书简单介绍了脑卒中的历史及解剖学相关知识,通过知识问答形式对脑卒中的概念、检查与诊断、治疗、预后与护理及中医知识等方面进行了详细说明。本书内容丰富、深入浅出、通俗易懂,有较强的指导性和实用性。

本书适合脑卒中恢复期患者及其家属、健康关注者阅读,也可供医护工作者、医学生参考使用。

图书在版编目(CIP)数据

明明白白看脑卒中 / 王长德主编. — 北京:科学
出版社,2018.1
("你应该知道的医学常识"大型医学知识普及系列 /
舒志军,周铭主编)
ISBN 978-7-03-054552-7

Ⅰ.①明… Ⅱ.①王… Ⅲ.①脑血管疾病-诊疗
Ⅳ.①R743

中国版本图书馆CIP数据核字(2017)第230869号

责任编辑:闵 捷
责任印制:谭宏宇 / 封面设计:殷 靓

科学出版社 出版
北京东黄城根北街 16 号
邮政编码:100717
http://www.sciencep.com

南京展望文化发展有限公司排版
北京虎彩文化传播有限公司印刷
科学出版社发行 各地新华书店经销
*

2018年1月第 一 版 开本:A5(890×1240)
2019年10月第二次印刷 印张:3
字数:75 000
定价:20.00元
(如有印装质量问题,我社负责调换)

"你应该知道的医学常识"
大型医学知识普及系列
总编委会

《明明白白看脑卒中》
编委会

主　编

王长德

副主编

曲　红　李泽争　钟　萍

编　委

（按姓氏笔画排序）

王长德　冯蓓蕾　曲　红　刘笑迎

江　华　闫振国　李土明　李泽争

陆逸莹　陈　姝　钟　萍　游　毅

丛书序

我院的中西医结合工作开始于20世纪50年代，兴旺于60年代，发展于80年代，初成于90年代，1994年我院正式被上海市卫生局命名为"上海市中西医结合医院"。如今，上海市中西医结合医院已发展成为一所具有明显特色的三级甲等中西医结合医院、上海中医药大学附属医院。从上海公共租界工部局巡捕医院开始，到如今"精、融、创、和"医院精神的秉持，八十几载传承中，中西医结合人始终将"业贯中西、博采众长、特色创新、精诚奉献"的理念作为自己的服务宗旨。

提倡中西医并重、弘扬中西医文化、普及中医药知识一直是中西医结合人不懈努力的内容，科普读物的编写也是这一内容的重要组成部分。医学科普读物是拉近医护工作者和患者距离的有力工具，通过深入浅出、平实易懂的文字，能够让人们更好地了解医学、理解医生，也能使医生和患者之间的沟通更加顺畅。

本院相关科室医护工作者积极编写了"你应该知道的医学常识"大型医学知识普及系列，通过临床鲜活的病例介绍和医生丰富的经验记录，强调突出中西医结合诊断及治疗特色，着眼于人们的实际需求，为人们提供更具参考性、更为通俗易懂的医学知识，提高人们对医学科学知识的了解。此次"你应该知道的医学常识"大型医学知识普及系列的编写，也是我院在常见病患者及普通人群健康管理方面所做的一次努力。

我相信，无论对于患者、健康关注者还是临床医护人员，这都是一套值得阅读的好书！

上海中医药大学附属上海市中西医结合医院院长

2016 年 11 月

前 言

全国每年新发脑卒中患者约250万人，每年死于脑血管病超过150万人。在存活的脑血管病患者中，重度致残者约占40%，全国每年用于治疗脑血管疾病的费用估计在100亿元以上，给国家和众多家庭造成沉重的经济负担。

在临床工作中，我们治疗了很多的脑卒中患者，有的患者后遗症轻，对生活没有太大的影响，但很多患者，特别是反复脑卒中的患者，有的偏瘫、说话不清，有的只能长期卧床，有的甚至发病后救治无效而死亡，一幕幕悲剧在脑病科上演。我们往往也感叹回天乏力，感叹要是脑卒中能减少发病该多好。所以脑卒中的"治"固然很重要，但最关键的还是"防"。要如何去"防"？当务之急应该是让人们都能认识脑卒中、了解脑卒中、重视脑卒中，才能对脑卒中进行早预防、早诊断、早治疗。

本书由一个经典病例引入，讲述脑卒中的治疗、预防、康复及护理，简要地讲述脑卒中发生的整个过程。希望能增加人们对脑卒中的了解，加强对脑卒中的重视，从而减少脑卒中的发病率。

本书照片的拍摄多在上海中医药大学附属上海市中西医结合医院脑病科完成，得到科室患者和医护人员的配合，在编写、出版过程中得到上海中医药大学附属上海市中西医结合医院领导的大力支持，在此一并致谢。本书不成熟和疏漏之处，恳请广大同仁、专家、读者批评指正。

主编

2017 年 4 月

目 录

第一章　经典病例

第一节　病例摘要

患者,李某,男,70岁。因左侧肢体活动不力1天入院。患者在3天前反复出现左侧肢体乏力症状,多在半小时后缓解,未重视。患者1天前晨起时在安静情况下出现左侧肢体乏力、活动不灵活,伴有口眼歪斜、头晕。血压(180/110 mmHg),神清,左侧鼻唇沟变浅,伸舌左偏,左侧肢体肌张力增高,左侧肢体肌力3级,左侧肢体腱反射(＋＋＋)、踝阵挛(＋＋＋),左侧肢体针刺觉减退,左侧巴宾斯基征(＋)。头颅MRI提示:右侧基底核梗死灶(新鲜性)。

第二节　病　史

· **现病史** ·

李某在3天前反复出现左侧肢体乏力症状,多在半小时内缓解,未重视。1天前在清晨安静情况下出现左侧肢体乏力、活动不灵活,伴有口眼歪斜、头晕,症状持续无缓解,遂来就诊,门诊拟"脑梗死急性期"收治入院。

· **既往史** ·

李某有高血压病史6年,不规则服用氨氯地平控释片,血压控制不佳；有糖尿病病史5年，平时口服二甲双胍、格列齐特缓释片，血糖控制在空腹7～8 mmol/L，餐后不详。有吸烟史40年，20支/天；有饮酒史40年，1斤黄酒/天（1斤＝500 ml）。

· 家族史 ·

李某父母均有高血压病史，其母有糖尿病病史。

第三节　检　查

· 体格检查 ·

血压（180/110 mmHg），神清，两肺呼吸音清，未闻及干湿啰音，心率（76次/分），律齐，未闻及杂音，腹软无压痛；舌质暗，边缘有瘀斑，苔白腻，脉弦滑。

神经科查体：神志清楚，查体合作，双侧瞳孔等大等圆，直径3.0 mm，对光反射灵敏，双眼各向活动无受限，双侧额纹对称，左侧鼻唇沟变浅，伸舌左偏，双侧咽反射（＋＋）；左侧肢体肌张力增高，右侧肢体肌力正常，左侧肢体肌力3级，左侧肢体腱反射（＋＋＋）、踝阵挛（＋＋＋）；右侧肢体腱反射（＋＋）；左侧肢体针刺觉减退；颈软，凯尔尼格征（－）、布鲁津斯基征（－）；左侧巴宾斯基征（＋），美国国立卫生研究院卒中量表评分7分；洼田饮水试验1级。

· 实验室检查及其他辅助检查 ·

1. 血常规　白细胞（3.8×10^9/L），淋巴细胞比率（33.4%），中性粒细胞比率（54.9%），血红蛋白（120.0 g/L），血小板（169×10^9/L）。

2. 凝血功能　凝血酶原时间（11.5 s），国际标准化比值（0.97），活化部分凝血活酶时间（30.8 s），纤维蛋白原（2.10 g/L），凝血酶时间（18.0 s），D-二聚体（0.10 mg/L）；

3. 血糖　空腹葡萄糖（7.3 mmol/l），餐后2小时葡萄糖（9.6 mmol/L），糖化血红蛋白（7.8%）。

4. 血脂　血清总胆固醇（4.03 mmol/L），高密度脂蛋白胆固醇（0.94 mmol/L），低密度脂蛋白胆固醇（4.8 mmol/L），三酰甘油（2.9 mmol/L）。

5. 代谢产物 同型半胱氨酸(20 μmol/L)。

6. 动态心电图 ① 窦性心律;② 室性期前收缩;③ 房性期前收缩;④ ST–T无异常。

7. 心脏彩超 左心房扩大;二尖瓣轻度反流;左心室顺应性降低。

8. 颈动脉B超 两侧颈动脉硬化伴右侧颈动脉斑块形成;双侧颈总动脉IMT 1.0 mm。

9. 头颅CT 右侧基底核片状低密度影。

10. 头颅MRI 右侧基底核梗死灶(新鲜性)(图1)。

11. 头颅MRA 未见明显异常。

12. 颈部CTA 右侧大脑中动脉闭塞。

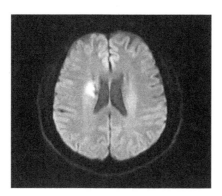

图1 右侧基底核梗死灶(新鲜性)

第四节 诊 断

· 西医诊断 ·

右侧部分前循环梗死(TOAST分型:大动脉粥样硬化性脑梗死);2型糖尿病;高血压3级(极高危);高三酰甘油血症;高同型半胱氨酸血症。

· 中医诊断 ·

中风(风痰阻络证)。

第五节 治 疗

·治疗经过·

患者发病时间超过6小时，不能行溶栓治疗。血管危险因素检测，检测血压、血糖。予抗血小板聚集（阿司匹林）、稳定斑块（阿托伐他汀钙片）、控制血压（氨氯地平片）、控制血糖（二甲双胍、格列齐特缓释片）、治疗高同型半胱氨酸血症（叶酸）、清除自由基（依达拉奉），配合中药、针灸、康复理疗等治疗，并给予饮食调护，心理疏导。预防深静脉血栓形成。向患者及家属解释病情，告知预后并进行戒烟宣教及健康宣教。

第六节 结 果

患者经中西医结合治疗14天，病情明显改善，可独立行走，言语含糊较前改善，无头昏头重，左侧下肢肌力5级，左侧上肢肌力4级，右侧肢体肌力正常。

第七节 预 后

·出院医嘱及随访计划·

（1）嘱患者长期口服阿司匹林片抗血小板聚集，阿托伐他汀钙片调脂固斑，氨氯地平片控制血压，二甲双胍控制血糖，叶酸片治疗高同型半胱氨酸血症。

（2）继续服用中药。

（3）适当进行肢体功能锻炼、坚持康复治疗，戒烟酒，清淡饮食为主，适量饮水，保持良好情绪，预防脑卒中复发，定期随访。

第二章 病例剖析

第一节 脑卒中的历史

脑卒中,中医称为"中风",在两千多年前,《黄帝内经》就对"中风"的症状及病机有比较详细的论述。此后对"中风"的认识一直在发展和变化,直到晚清,"中风"变成等同于"脑卒中"的专用病名。

在古埃及和古希腊,科学家们对大脑有一定描述,提到过大脑或颈髓受损会引起身体其他功能的障碍,但没有对脑卒中进行描述。"脑卒中(apoplexy)"于公元前400年由希波克拉底提出。直到16世纪开始,神经内科才开始快速发展。英国医生威利斯于1664年出版了《大脑解剖》,将大脑从颅骨科分离开来,奠定了大脑血管Willis环的基础。保尔·布罗卡在一名偏瘫伴失语的患者脑中发现"Broca区",该处出现病变可致运动性失语。在1689年,Cole最先提出"脑卒中"一词用于描述急性非创伤性脑损伤。此后"脑卒中"一词开始广泛应用。

第二节 脑卒中的解剖学相关知识

一、大脑的构造与功能

大脑包括端脑和小脑、间脑、脑干(脑干包括中脑、脑桥和延髓)(图

2)，端脑包括左右大脑半球，每个半球都有一个腔，称侧脑室，充满脑脊液。大脑两半球主要由大脑皮质、神经纤维髓质和基底神经节组成。大脑半球的功能极其复杂，和感觉、运动、认知、情感、言语、行为等高级神经活动都有关系。一般将言语、逻辑思维、分析综合和计算功能等方面占优势的半球称为优势半球，大部分位于左侧。右侧大脑半球主要在音乐、美术、空间、几何图形和人物面容的识别及视觉记忆功能等方面占优势。故"脸盲症"的人可能是右侧大脑半球这方面的功能比较薄弱。

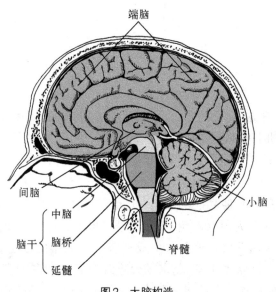

图2　大脑构造

大脑两半球划分为额叶、顶叶、颞叶、枕叶与岛叶。额叶的主要功能与随意运动和高级精神活动有关，如说话、书写、认知、情感等；顶叶的主要功能与人的感觉、复杂动作和劳动技巧有关；颞叶的主要功能与听觉、言语和记忆有关；枕叶的主要功能与视觉有关；岛叶的主要功能与内脏感觉和运动有关。

小脑包括小脑半球和小脑蚓部，通过上中下脚与脑干相连接。小脑的主要功能是维持躯体平衡，调节肌张力和随意运动，小脑受损可能出现站不稳、走不稳，像喝醉酒一样。

间脑位于中脑和两侧大脑半球之间，在中间有一个又深又窄的正中裂隙，称第三脑室。间脑包括丘脑、下丘脑、上丘脑和底丘脑。主要功能有调节机体昼夜节律、调控免疫功能、调节情绪反应，同时也可影响记忆和学习。

脑干分为中脑、脑桥、延髓。脑干与小脑之间有第四脑室。脑干是中枢神经系统最重要的生理功能区域之一，对维持正常呼吸、循环等基本生命活动起着很重要的作用。

脑与颅骨之间有两层膜，分别是硬脑膜和软脑膜。

二、大脑的血管

大脑的血管也分为动脉系统和静脉系统两种，这些血管四通八达，贯穿于整个大脑，就像我国的道路系统一样，接下来我们就先"认认路"。

1. 大脑的动脉系统　分为颈内动脉系统和椎-基底动脉系统。大致来分，以顶枕沟为界，脑前3/5（大脑的前部和部分间脑，有额叶、颞叶、顶叶和基底核）由颈内动脉系统供血，脑后2/5（大脑后部和部分间脑、脑干、小脑）由椎-基底动脉系统供血（图3）。

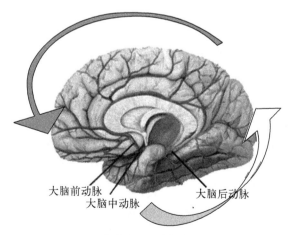

大脑前动脉

大脑中动脉

大脑后动脉

图3　大脑动脉系统供血示意图

（1）颈内动脉系统：又称前循环。颈内动脉主要分为大脑前动脉、大脑中动脉、眼动脉、后交通动脉、脉络丛前动脉。眼动脉供应眼球、眼外肌、泪腺和眼睑等处血液。后交通动脉、脉络丛前动脉，进入侧脑室脉络丛（图4）。

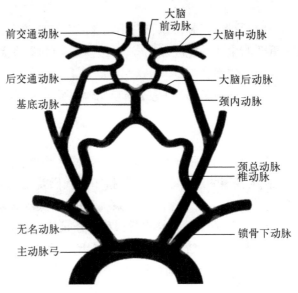

图4　大脑动脉系统示意图

（2）椎-基底动脉系统：左右椎动脉汇合成一条基底动脉。主要供应大脑半球后2/5部分、丘脑、脑干和小脑的血液。

2. **大脑的静脉系统**　分为大脑浅静脉系统和大脑深静脉系统。

（1）大脑浅静脉系统：可以分为3组，大脑上静脉、大脑中静脉、大脑下静脉，收集大脑皮质的血液，汇入邻近的硬脑膜窦。①大脑上静脉，收集大脑半球内侧面上部和外侧面上部的静脉血，行向大脑纵裂，注入上矢状窦。②大脑中静脉，收集大脑外侧沟附近的静脉血，注入海绵窦。③大脑后静脉，收集大脑下面的静脉血，注入横窦或岩上窦。

（2）大脑深静脉系统：引流大脑半球深部的静脉血，可以分为大脑内静脉、基底静脉、大脑大静脉，主要引流大脑半球深部结构、脑室脉络丛和间脑的静脉血。①大脑内静脉，收集大脑半球深部、间脑、脉络丛和基底核的静脉血,在室间孔后方汇合而成。左右大脑内静脉在第三脑室顶并列至松果体上方并成大脑大静脉。②基底静脉,起自前穿支,左右各一,行向后上,注入大脑大静脉。③大脑大静脉,是短粗的静脉干,由左右大脑内静脉合成,向后注入直窦。

第三节 知识问答

一、脑卒中概述

· 什么是脑卒中? ·

第一章经典病例中的李某(以下称"李大爷")因左侧肢体活动不力一天入院,入院时左侧肢体活动不力,不能独立行走,言语欠清,口眼歪斜,伴头昏头重、恶心呕吐,医生根据李大爷的体征、病史、实验室检查及相关辅助检查结果诊断为脑梗死。脑梗死属于脑卒中的一种,那么究竟什么是脑卒中呢?

脑卒中是由脑局部血液循环障碍导致神经功能缺损的疾病,又称脑血管意外。其中70%～80%为缺血性脑卒中,缺血性脑卒中是由于脑局部血液循环障碍所导致的神经功能缺损综合征,症状持续时间大于或等于24小时;如脑缺血的症状持续数分钟至数小时,一般最多不超过1小时,且在CT或MRI未见新鲜梗死病灶则称为短暂性脑缺血发作。脑卒中所引起的神经系统局灶性症状和体征,与受累脑血管的血供区域相一致。

· 脑卒中的诱发因素有哪些? ·

医生告诫李大爷戒烟酒,清淡饮食为主,保持良好情绪,预防脑卒中的复发,因为李大爷已经属于容易发生脑卒中的易患人群。易患人群可能通过哪些情况诱发脑卒中呢?

1. 饮食不节 脑卒中患者食用高盐、高脂肪、高胆固醇饮食,饮食过饱、饮酒、食辛辣之品能兴奋交感神经,使血管收缩、心率加快、血液循环加速、血压升高,从而诱发脑卒中。

2. 情绪不佳 脑卒中患者在恢复期常常会出现抑郁、焦虑、急躁的过激情绪,易激动、发怒,往往自己难以控制。各种精神刺激因素导致情绪变化,能引起交感神经兴奋、全身小动脉持续收缩痉挛、血压升高、心率加快,这也是脑卒中发生的重要诱因之一。

3. 过度劳累 精神与体力上的过度劳累都可能给易患人群带来危险,大量的事例证实过度疲劳可以诱发脑血管病。要做到生活规律,起居有节。不要做任何超过自己体力和精力所能负担的工作和家务,避免一次性活动的过度劳累。

4. 用力过猛 用力过猛可以引起血压升高,心动过速,甚至心脏的严重损害或脑血管破裂。所以,易患人群应该避免用力屏气,搬抬重物,体育锻炼时不要做剧烈运动和超量运动。

5. 气候变化 气候急骤变化和寒冷刺激均可使交感神经兴奋性增高、血管收缩、血压升高,容易导致脑卒中的发生。所以,脑卒中患者要随时注意保暖。

6. 突然坐起或起床等体位改变 中老年人多患有脑动脉硬化或高血压,血管的舒张和收缩功能降低,当体位突然变化时,脑组织常常来不及得到足够的血液供应。同时,中老年人患颈椎病者较多,椎动脉通过颈椎横突孔进入大脑,体位改变时,椎动脉受到压迫,造成脑供血不足。此外,老年人控制血管舒缩的神经内分泌调节功能多不正常,体位改变时,常常发生血压的波动,这种变化使脑部血液循环发生紊乱,轻者引起一过性脑缺血,重者则可诱发脑卒中。

7. 妊娠 孕妇由于体内激素的变化,血液处于高凝血状态,容易脑卒中。

8. 服药不当

(1) 止血药:在应用酚磺乙胺、注射用血凝酶等止血药物时,会因血液凝固性增加而促使血栓形成,以致发生脑卒中。所以,血压高的老人应用止血药时应掌握好剂量。

（2）镇静药：大多数镇静药都有抑制大脑皮质、扩张血管、松弛肌肉、抗抽搐的作用。如果地西泮、氯丙嗪等药物用量过大，超过机体的耐受程度，会发生连锁反应引起缺血性脑卒中。

（3）利尿药：大量长期应用利尿药，使水分从尿中排出，如不及时补充液体，则造成体内失水过多，血液浓缩、黏稠度增加、血流变慢，易形成血栓，引起脑卒中。

（4）降压药：高血压患者大量服用降压药，或者几种降压药联合吞服时，会导致血压大幅度下降，脑血栓形成，诱发缺血性脑脑卒中。因此，在应用降压药时，应在医生指导下服用。

9. 大便干结　老年人血管硬化，大便干结，排便用力较大，易导致血管破裂，发生脑卒中。

·脑卒中有何征兆？·

李大爷因为突然左侧肢体活动不力到医院就诊，而突然左侧肢体活动不力即脑卒中的征兆之一。李大爷就诊较为及时，加之此次发作症状偏轻，经治疗后恢复较好。但脑卒中有时发病突然、隐匿，出现征兆时往往没有得到重视，故没有尽快送往医院治疗，延误病情，影响治疗效果和功能恢复，甚至危及生命。所以，认识脑卒中的征兆具有极其重要的意义。那如何才能及早发现脑卒中，尽早积极治疗呢？

脑卒中发病各有不同，有的患者在安静时发病，如坐在椅子上突然瘫软，或者睡了一觉突然发觉一侧肢体不能活动；有的患者则在活动中突然出现剧烈头痛、晕倒等。但无论是缺血性脑卒中还是出血性脑卒中，都有突然起病的特点。所以，一旦突然出现下列征兆，必须高度警惕。

1. 全脑受损害症状　头痛、恶心、呕吐，甚至有不同程度的意识改变，如意识模糊、昏迷不醒。

2. 局部脑损害症状

（1）偏瘫：即一侧肢体乏力，如突然发觉没有力气拿起杯子，或者杯子捏在手中会摔在地上，走着或者站着会缓慢跌倒。

（2）偏身感觉障碍：即一侧面部或（和）肢体突然感觉不适，有的感觉发麻，像轻微触电，有的感觉患侧面部或（和）肢体好像不是长在自己身上一样。

（3）偏盲：即在人的一侧放一个东西，一般人能用余光看到，而脑卒中的人却看不到。

（4）失语：有几种情况，一是说不出话，二是说话大舌头，三是说的话听不懂，四是不能说出常见东西的名字。

（5）失写：即不能理解也写不出以前会写的字句。

（6）眩晕：即视物天旋地转或自觉在转，像坐船一样。

（7）恶心、呕吐：有的患者同时伴有眩晕，有的患者呕吐像高压水龙头一样，是喷射样呕吐。

（8）复视：即视物有重影，如同喝醉酒。

（9）共济失调：即走路不稳、东倒西歪、动作不协调。

一旦出现上述症状，务必立即拨打"120"至医院就诊，再与家人联系。治疗时间越早，效果越好，后遗症越少。

·脑卒中的临床表现有哪些？·

李大爷因左侧肢体活动不力入院，有经验的医生第一个想到的疾病就是"脑卒中"，因为左侧肢体活动不力是脑卒中典型的主要临床表现之一。那么，脑卒中的临床表现有哪些呢？

脑卒中的临床表现分为主要临床表现（最常见，最具有特异性）和次要临床表现（相对较常见，不具有明显特异性）。

1. 主要临床表现

（1）神志改变：初起即可见，轻者神思恍惚、迷蒙、嗜睡，重者昏迷或昏聩。有的患者起病时神清，数日后渐见神昏，多数神昏患者常伴有谵妄、躁扰不宁等症状。

（2）偏瘫：轻者仅见偏身肢体力弱或活动不力，重者则完全瘫痪。有单个肢体力弱或瘫痪者，也有一侧肢体瘫痪不遂者；患者起病可仅为偏身力弱,而进行性加重,直至瘫痪不遂,或起病即见偏身瘫痪。急性期,患者半身不遂多见患侧肢体松懈瘫软,少数为肢体强痉拘急。后遗症期,多遗有患侧肢体强痉挛缩,尤以手指关节僵硬、屈伸不力最为严重。

(3)言语欠清或失语:轻者仅见言语迟缓不力,吐字不清,患者自觉舌体发僵;重者不语。部分患者在病发之前,常伴有一时性的言语不力,旋即恢复正常。

(4)口舌歪斜:多与偏瘫同时出现,伸舌时多歪向患侧肢体,常伴流涎。

(5)半身麻木:常与偏瘫同时出现,出现患侧肢体发麻(麻)、皮肤感觉减退(木)。

2. 次要临床表现

(1)头痛:其病因繁多,除了脑卒中外,还有神经痛、颅内感染、颅内占位病变、脑血管疾病、颅外头面部疾病及全身疾病如急性感染、中毒等。

(2)眩晕:可分为真性眩晕和假性眩晕。同样病因繁多,见于耳鼻喉疾病、眼部疾病、心血管疾病、脑血管疾病、贫血、尿毒症、药物中毒、内分泌疾病及神经官能症等。

(3)呕吐:可以出现于多种疾病之中,除颅脑疾病外,也见于胃肠道疾病、心源性呕吐、肝胆疾病、尿毒症等。

(4)二便失禁:除见于脑卒中外,仍可见于脊髓损伤、休克、惊吓、肌肉功能障碍和受损、先天性疾病等,或手术、外伤等。

(5)二便不通:除脑卒中外,小便不通主要见于尿道病变、膀胱病变、泌尿系统以外的病变对尿路造成的梗阻或药物因素等。大便不通分为器质性和功能性两类,如肿瘤、炎症、直肠、肛门病变、内分泌或代谢性疾病、系统性疾病、神经系统疾病、神经心理障碍、药物性因素;进食量少或食物缺乏纤维素或水分不足、腹肌及盆腔肌张力不足、滥用泻药等。

(6)烦躁:除脑卒中外,大多数烦躁是由心理因素引起,如心情不佳、生活工作压力大等。中毒、高热、久病等也可出现烦躁。

（7）抽搐：病因较多，除脑卒中外，高热、癫痫、破伤风、狂犬病、缺钙等都能引起抽搐。

（8）呃逆：其病因可分为三种：①中枢性，脑病病变、代谢性病变、多发性硬化症等。②外周性，膈神经受刺激（包括纵隔肿瘤、食管炎、食管癌、胸主动脉瘤等）、膈肌周围病变（肺炎、胸膜炎、心包炎、心肌梗死、膈下脓肿、食管裂孔疝等）、迷走神经刺激（胃扩张、胃炎、胃癌、胰腺炎等）等。③其他，如药物、全身麻痹、手术后、精神因素等，内耳及前列腺病变亦可引起呃逆。

由上可知，脑卒中的任一临床表现可由不同疾病引起，建议广大读者朋友在症状出现时，警惕疾病的发生，但不要对号入座，应及时就诊。

·脑卒中的分期是什么？·

脑卒中主要分为急性期、恢复期、后遗症期。

（1）急性期：脑卒中发病后2周内。患者病情可能出现进展，对症治疗、防治并发症和尽早康复及启动二级预防是此阶段治疗的重点。

（2）恢复期：脑卒中发病后2周～6个月。在发病后，此阶段病情趋于稳定，病情可能会出现大幅度改善，此时康复治疗和二级预防是治疗重点。

（3）后遗症期：发病6个月后。该阶段病情稳定。有效二级预防及康复治疗、回归社会是此阶段的重点。

·脑卒中的分类是什么？·

李大爷有高血压、糖尿病等危险因素，此次发病急，有左侧肢体活动不力症状。CT未见出血灶，MRI所见病灶与体征符合，诊断为"缺血性脑卒中"。颈动脉超声发现有斑块形成，分型为"大动脉粥样硬化型（脑血栓）"。

按照病理生理改变不同,脑卒中可分为缺血性脑卒中和出血性脑卒中。

1. 缺血性脑卒中　习惯性分为脑血栓、脑栓塞、腔隙性脑梗死、脑分水岭梗死,这个分类方法比较形象,人们也对其比较熟悉;而专业脑病科医生把缺血性脑卒中根据病因来分类,分为大动脉粥样硬化型、心源性栓塞型、小动脉闭塞型、其他明确病因型、不明原因型5个类型(TOAST分型),这个分类方法有助于医生对缺血性脑卒中患者判断预后、指导治疗和选择二级预防措施等。临床上,缺血性脑卒中也有根据缺血的部位不同,分为颈内动脉系统(前循环)脑梗死、椎-基底动脉系统(后循环)脑梗死。

(1)脑血栓:为缺血性脑卒中最常见的类型,是在血管壁病变基础上,造成管腔狭窄、闭塞或形成血栓,导致脑组织缺血缺氧坏死,引起偏瘫等一系列病症。最常见的病因就是动脉粥样硬化,其次是高血压、糖尿病和血脂异常。

(2)脑栓塞:是指血液中的各种栓子随着血液跑到了脑动脉,堵塞了血管,导致脑组织缺血缺氧坏死,引起偏瘫等一系列病症。栓子包括心脏的附壁血栓、动脉粥样硬化的斑块、脂肪、肿瘤细胞、纤维软骨等,甚至空气、寄生虫卵、异物都可以形成栓子。

引起脑栓塞的栓子分解破裂后,血液可以从当初已经破损的血管壁向外面流出,形成出血性脑梗死。栓子的来源未消除时,可以反复出现脑栓塞;某些炎性栓子可能引起脑脓肿、脑炎及局部脑动脉炎。

(3)腔隙性脑梗死:凡脑深部穿通动脉闭塞引起的脑梗死,经巨噬细胞作用形成梗死灶直径小于2 mm者,称为腔隙性脑梗死(简称"腔梗")。多位于基底节、内囊、丘脑、脑桥,少数位于放射冠及脑室管膜下区。

高血压是引起腔隙性脑梗死的主要原因之一,长时期较大的压力作用在脑部小血管,使得这些小血管内皮破损,血管壁增厚,血管管腔变小、变形,血液凝集而发生血栓,最终形成腔隙性梗死。

腔隙性脑梗死患者的症状一般较轻,除少数外,大多发病缓慢,12～72小时达到高峰,部分患者有短暂性脑缺血发作史。临床症状与腔隙性脑梗死灶的大小和部位有关,常见有下列分型。

1) 纯运动性轻偏瘫:表现为面、舌、肢体不同程度瘫痪,而无感觉障碍、视野缺失、失语等。病灶位于放射冠、内囊、基底核、脑桥、延髓等。

2) 纯感觉性卒中:患者主诉半身麻木,受到牵拉、发冷、发热、针刺、疼痛、肿胀、变大、变小或沉重感。检查可见一侧肢体身躯感觉减退或消失。

3) 共济失调性轻偏瘫:表现为病变对侧的纯运动性轻偏瘫和小脑性共济失调,以下肢为重,也可有构音不全和眼震。系基底动脉的旁正中动脉闭塞而使桥脑基底部上1/3与下1/3交界处病变所致。

4) 感觉运动性卒中:多以偏身感觉障碍,继而出现轻偏瘫。为丘脑后腹核并累及内囊后肢的腔隙性梗死所致。

5) 构音不全-手笨拙综合征:患者严重构音不全,吞咽困难,一侧中枢性面舌瘫,该侧手轻度无力伴有动作缓慢、笨拙(尤以精细动作如书写更为困难),指鼻试验不准,步态不稳,腱反射亢进和病理反射阳性。病灶位于桥脑基底部上1/3和下2/3交界处,也可能有同侧共济失调。

(4) 脑分水岭梗死:是指脑内相邻动脉供血区之间的边缘带发生的脑梗死,常见原因有各种原因引起的休克、麻醉药过量、降压药使用不当、心脏手术合并低血压及严重脱水,最常见的发病部位是大脑中动脉和后动脉之间的分水岭区。

脑分水岭梗死分为皮质型和皮质下型,皮质型又分为皮质前型、皮质后型、皮质上型,皮质下型又分为皮质下前型、皮质下上型、皮质下外型。

2. 出血性脑卒中 分为脑出血、蛛网膜下腔出血和脑微出血。出血性脑卒中四季皆可发病,但以冬春两季最为多见。

(1) 脑出血:也称自发性脑出血,是原发性脑实质出血,不包括外伤引起的脑出血。常见的病因是高血压、脑血管畸形、脑淀粉酶样血管病、烟雾病、血液病、药物、瘤卒中。最常见的部位是壳核，其次是丘脑、脑叶、脑桥、小脑及脑室。一般情况下，高血压、脑淀粉酶样血管病、脑动脉瘤、脑血管畸形导致脑出血，出血量大、病情较重；血液病、脑动脉炎及部分梗死后导致脑出血，出血量小、病情较轻。除了出血量以外，病情的轻重与出血部位也有较大关系。

（2）蛛网膜下腔出血：是脑底部或脑表面血管破裂后，血液流入蛛网膜下隙引起的脑卒中，常见的病因是颅内动脉瘤、脑血管畸形、烟雾病、动脉夹层瘤、血管炎、颅内静脉系统血栓形成、结缔组织病、血液病、颅内肿瘤、凝血障碍性疾病及药物等，有一部分患者出血原因不能明确。

（3）脑微出血：是含铁血黄素沉积，这是一种含有大量铁的蛋白质，看起来就像是脑部"生了锈"，能导致患者思维迟缓、记忆力下降等认知功能的减退。通过磁共振检查，能早期发现脑微出血，并对其危险因素进行干预，减少再次发作的风险。

脑微出血常见的危险因素依旧是高血压，主要影响的部位是大脑深部或幕下。降压期间注意血压波动，如果血压波动过大，也可能会引起脑微出血。同型半胱氨酸血症也是脑微出血的一个独立危险因素，同型半胱氨酸可以和β淀粉样蛋白相互作用，增强神经毒性，从而引发脑微出血，可能引起认知功能损害。

· 缺血性脑卒中和出血性脑卒中有何区别？·

李大爷头颅CT上见低密度灶，未有高密度灶，同时在头颅磁共振上明确有新病灶，所以李大爷明确诊断为缺血性脑卒中。

70%～80%脑卒中为缺血性脑卒中。缺血性脑卒中是指栓塞和血栓形成引起血管腔闭塞等变化导致的如偏瘫和意识障碍等神经功能缺损综合征，多为静态时起病。一般脑血栓形成多见于老年人，常见病因是动脉粥样硬化，在发病前可能有多次短暂性脑缺血发作，常于休息、静止或睡眠时发生症状，起病多以小时、天数计，一般没有意识障碍,没有头痛、恶心呕吐症状,偏瘫多见,头颅CT检查发现有低密度灶。脑栓塞形成多见于青壮年,常见病因是各种心脏病,在发病前一般较少有短暂性脑缺血发作,发生症状时间不定,多由静态到动态时发病,起病最急,多以秒、分计,意识障碍比较少见,一般没有头痛、恶心呕吐症状,偏瘫多见,头颅CT检查发现有低密度灶。

出血性脑卒中一般是指因脑出血(脑溢血)所引起的如昏迷和瘫痪等神经功能缺损综合征,除脑出血外,蛛网膜下腔出血也属于出血性脑卒中。脑出血多见于中老年人,常见病因是高血压及动脉硬化,在发病前一般没有短暂性脑缺血发作,常于激动或活动中发生症状,起病多以分、小时计,一般多有持续意识障碍,常见有头痛、恶心呕吐症状,偏瘫多见,头颅CT检查发现有高密度灶。

有时候,在临床上很难区分是缺血性脑卒中还是出血性脑卒中,主要依赖于头颅CT检查,缺血性脑卒中的病灶在头颅CT是低密度影,而出血性脑卒中病灶在头颅CT上是高密度影。

形象地说,缺血性脑卒中像河道堵塞缺水而引起大地干旱,出血性脑卒中像河道决堤,引起洪灾,淹没大地,相对而言洪灾引起的灾难比干旱更大、更多。

·脑卒中常见的危险因素有哪些?·

询问病史时,李大爷有高血压、糖尿病病史,平素口服降压药及降糖药治疗,血压、血糖控制不佳。其父母均有高血压病史,其母有糖尿病病史。其中,年龄、性别、遗传等为"不可干预危险因素",而一些通过药物治疗和生活习惯改变可以控制的危险因素称为"可干预危险因素"。脑卒中常见的危险因素有哪些呢?

1. 不可干预危险因素

(1)年龄:近年来虽然脑卒中的发病有些趋于年轻化,但是最主要的患者群还是中老年人,55岁以后的脑卒中发病率每10年增加1倍。

(2)性别:在生活中可以看到,脑卒中患者,男性比女性更多,但是在35~44岁和大于85岁的两个年龄段,男性和女性脑卒中发病率相差不大。在女性中,口服避孕药和妊娠会使脑卒中风险升高。

(3)低出生体重:国外有研究显示,出生时体重< 2.5 kg者,脑卒中发病概率是出生时体重≥ 4 kg的2倍余。

(4)种族:国外研究显示,美国白人脑卒中的发病率和病死率相对较低。青年和中年黑人,相较同年龄段的白人,其蛛网膜下腔出血和脑出血风险显著增高。

(5)遗传:有脑卒中家族史者脑卒中风险增高约30%。可能与以下几个原因有关。①脑卒中危险因素的遗传,如糖尿病、高血压等。据调查,父母血压均正常,子女高血压发病率为3.1%;父母中一人患高血压的,子女高血压发病率为28.3%;父母皆有高血压,则子女高血压发病率高达45.5%。②对这些危险因素效应的遗传易感性。③家族中共有的文化环境和生活方式有关。④遗传与环境因素之间的相互作用。

2. 可干预危险因素

(1)高血压:是引起脑卒中的元凶,80%的脑卒中患者有高血压病史。病史越长,血压越高,脑卒中发生率越高。尤其是当舒张压急剧升高或血压波动较大时,更容易发生脑卒中。当发现有头晕、头痛、颈项板紧、疲劳、心悸等,可进行血压测量。

(2)脑动脉硬化:是脑卒中发生的基础,70%的脑卒中患者有脑动脉硬化史。目前认为动脉硬化与血清中胆固醇、β脂蛋白、低密度脂蛋白胆固醇升高有关。常进食较高热量的饮食,较多的动物性脂肪、胆固醇、糖和盐者易患本病。

(3)糖尿病:糖尿病患者血液黏稠度高,多有动脉硬化,其脑卒中发生率要比正常人高出2~3倍。

(4)心脏病:冠状动脉硬化性心脏病患者常同时有脑动脉硬化;风湿性心脏病并发心律失常易发生脑栓塞。

(5)血液黏稠度增高:因血黏度增高,导致血流缓慢,血流量减少,血小板聚集,易使血栓形成,发生缺血性脑卒中。

（6）胆固醇水平过低。

（7）有一过性脑缺血发作病史：剧烈头痛、恶心欲吐、视物模糊、四肢麻木、颜面潮红等，往往是脑卒中发生的警报。

（8）吸烟饮酒：多烟、酒均对脑血管有损害作用，特别是吸烟量大者，脑卒中危险性更大。

（9）性格急躁：个性强、好争辩、易冲动的人，常使脑血管处于紧张状态，容易发生脑卒中。

（10）其他：肥胖、颈椎病、妊娠分娩等都是危险因素。

· 常见的可干预危险因素有哪些干预方法？·

1. 高血压　目前推荐一般人群的血压应控制在140/90 mmHg以下，而糖尿病患者应控制在130/80 mmHg以下。老年人（国际卫生组织定义为大于65岁）可以根据情况控制在150/90 mmHg以下。30岁以上应该每年监测血压一次，患有高血压的人应该经常监测血压。早期或者轻度的血压升高可以先采用改变饮食习惯、作息时间等生活方式进行调整，如果3个月没有效果者，就应该开始服用降压药物。中等程度以上的血压升高除了改变生活方式外，应该长期合理口服降压药物。

2. 糖尿病　有脑卒中危险因素的人应该定期监测血糖。早期或血糖轻度升高患者首选改善生活方式，特别是饮食、运动及作息规律，3个月效果仍不理想者，应该开始口服降糖药或者皮下注射胰岛素。

3. 血脂异常　饮食和运动等生活习惯的纠正是必要的，在仅仅改善生活习惯不能完全达标的情况下要使用他汀类药物进行治疗。

40岁以上男性和绝经后女性应每年进行血脂检查；高危人群建议6个月检查一次血脂。血脂异常患者首先应该改变生活方式包括饮食、运动、作息等，3个月效果不理想者可考虑服用控制血脂药物，根据危险分层决定控制血脂的目标值。有心血管病和糖尿病患者是脑卒中的极高危状态，这些患者应该使用他汀类药物将低密度脂蛋白胆固醇控制在 1.80 mmol/L 以下，或者是低密度脂蛋白胆固醇水平比基线时下降 50%。冠心病和高血压患者即使查血脂发现低密度脂蛋白胆固醇正常，也应该积极控制血脂，服用他汀类药物治疗。

4. 心脏病　40 岁以上者应该定期做心电图，有条件者可以行 24 小时动态心电图检查，早期发现心房颤动并进行干预。一旦确诊心房颤动，应积极至心内科治疗，根据心房颤动患者的绝对危险因素分层、出血风险评估、患者意愿及就诊医院条件，制订抗栓治疗方案。

5. 脑动脉硬化　脑动脉硬化几乎不能逆转，主要治疗方法是抗血小板聚集、稳定斑块、控制血压，以防止脑动脉破裂。

6. 颈动脉狭窄　颈动脉狭窄患者应该积极地发现其他可控制的脑卒中危险因素，并对可干预危险因素进行控制，当颈动脉狭窄超过 70% 时，应该至有条件的医院考虑手术治疗。

7. 吸烟饮酒　戒烟戒酒，不吸烟者应避免被动吸烟。

8. 血液黏稠度增高者　血黏度增高者应寻找导致血黏度升高的原因，进行针对治疗。另外，规律的生活作息、合理的生活习惯也有积极的作用。

9. 不健康的生活方式　应该调节自己的生活方式，适量运动，建立良好的饮食习惯，健康的生活方式来降低脑卒中的发生概率。

10. 情绪易激动　注意控制个人情绪。

二、脑卒中的检查与诊断

· 脑卒中自我识别的方法是什么？·

美国心脏病/脑卒中协会推荐了一个自我进行识别脑卒中的方法——FAST 法。每一个字母代表一个单词，便于记忆。F 代表面部（face），试试微笑一下，看看一侧口角有没有下垂。A 代表上肢（arm），试试双上肢上抬平举，看看有没有一侧上肢下垂或下垂得比较快。S代表语言（speech），自己说个简单的句子，看看有无出现结巴、说话口齿不清楚、找不到词语或者对一个熟悉的东西不能叫出名字等。T代表时间（time），这个有两层含义，第一层意思是以上3个字母代表的检查有1项出现问题，且是在短时间内出现，要考虑是不是有脑卒中的可能；第二层意思就是一旦发现这种情况发生，立刻就诊，时间就是生命。

· 头颅CT检查和磁共振（MRI）检查在诊断脑卒中上有什么作用？·

李大爷年纪较大，是在安静状态下发病，出现肢体活动不力、言语欠清、口眼歪斜，比较符合缺血性脑卒中的表现，但仅仅凭着这些表现就能诊断吗？当然不行，那么，通过什么方法可以明确脑卒中呢？接下来就要讲到明确脑卒中的重要检查：头颅CT和MRI。

头颅CT检查的特点和优点就是速度快，仅需几分钟即可完成检查，对新鲜出血敏感性高，对出血性脑卒中诊断率高，特别是对发病早期脑梗死和脑出血的鉴别很重要。不仅可以明确是否有脑出血，明确出血的部位以及出血量多少，而且费用较低。但是对缺血性脑卒中一般需要等到24小时以后才能够显影，并且显影出的影像清晰度较低，有辐射存在。

头颅MRI检查可以清晰地观察到脑干到后颅窝病变的形态、位置、大小及与周围组织结构的关系；对脑灰质和脑白质可以产生明显的对比度。MRI检查的特点和优点在于没有辐射，有利于缺血性脑卒中的早期诊断。在发病数小时即可显现病灶，特别是对脑干和小脑的病变检出率明显要高于CT。但是检查花费时间比较长，费用比较高，体内有金属的患者不能做MRI检查（近年来手术材料多为合金，对于行MRI检查已经没有严格禁忌，但必须向MRI工作人员说明）（图5，图6）。

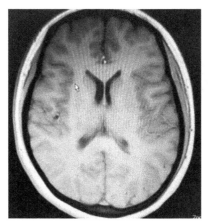
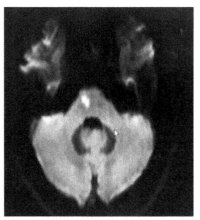

图5　正常头颅MRI　　　　　图6　缺血性脑卒中头颅MRI

·脑卒中患者为什么要做颈动脉超声检查、经颅多普勒超声(TCD) 检查？·

李大爷入院后，给他做了颈动脉超声检查、经颅多普勒超声(TCD)检查，为什么要做这两项检查？

1. 颈动脉超声检查　是广泛应用于临床的一项无创性检查手段，颈动脉超声主要检查有无动脉斑块，斑块的大小、类型（是不是稳定型斑块），斑块内有无出血、有无钙化等；另外能检查颈动脉有无狭窄、狭窄的程度及狭窄局部血流的速度、有无畸形等。颈动脉狭窄是引起脑卒中发生的重要原因之一，对颈部血管进行筛查首选颈动脉超声检查。

2. 经颅多普勒超声(TCD)检查　经颅多普勒超声可以通过监测血管距探头的距离、血流速度、搏动指数和血液流动的状态，从而判断各条脑血管是否存在狭窄、狭窄程度、脑血管动脉硬化的程度，有无大的动静脉畸形和动静脉瘘，脑血管有无痉挛以及脑动脉血流中有无微栓子。

·脑卒中患者为什么要做心电图检查、计算机断层扫描血管造影(CTA)和数字减影血管造影(DSA)检查?·

李大爷入院后,还做了心电图检查、计算机断层扫描血管造影(CTA)和数字减影血管造影(DSA)检查,为什么要做这三项检查?

1. 心电图检查　能够记录人体心脏的电活动,帮助诊断心律失常、心肌缺血、心肌梗死,判断心肌梗死的部位,诊断心脏扩大、肥厚,判断药物或电解质情况对心脏的影响,判断人工心脏起搏状况。心脏疾病不仅是诱发脑卒中的重要因素之一,而且心脏疾病又是脑卒中的并发症之一,脑卒中患者进行心电图检查,能够筛查患者的心脏疾病风险,避免发生漏诊;另外还能排查脑卒中是否是由心源性导致的。

2. 计算机断层扫描血管造影(CTA)和数字减影血管造影(DSA)　脑血管造影和脑血管数字减影造影(DSA),能清晰地显示脑血管图像,提供真实的立体图像,可以观察脑血管的走行、有无移位、闭塞和有无异常,是查看脑血管的"金标准"。优点是简便快捷,血管影像清晰,可作选择性拍片,减少X线曝光剂量。缺点是此检查是有创性检查,需要插管和注射对比剂。DSA有0.1%～0.3%的风险,包括穿刺部位出血、血肿,过敏如荨麻疹、恶心、呕吐、休克等,肾功能损害,以及极少出现的脑血管痉挛、脑梗死、失明、面瘫及神经系统损害等。

·脑卒中患者为什么要做实验室检查?·

李大爷入院后,给他做了实验室检查,为什么要做实验室检查呢?

患者入院时一般要行一系列的实验室检查,在临床上称为"入院常规",具有重要的意义,概括而言,主要是监测病情、指导用药。

简单举例来说,查血常规能看出有无感染、贫血、血小板降低等;查电解质能看出有无电解质紊乱;查肝肾功能可看出有无肝肾功能损伤,如果有损伤,一是某些药物不能用或者剂量需调整,二则须进一步查找分析原因;查血脂可看出脑卒中患者的危险因素是否包括高脂血症,并指导使用调脂药物;查血糖与查血脂意义一样,一是检测危险因素,二是如果血糖异常,指导调节血糖;查凝血功能则分析凝血功能情况,进而指导用药;查心肌缺血标志物、脑尿钠肽则检测有无心肌损害、心功能不全,配合心电图能够发现患者是否有心肌梗死、心律失常,特别是心房颤动。心肌梗死是脑卒中的常见并发症,心房颤动是脑卒中的常见病因,对治疗有积极的指导作用。

李大爷查出同型半胱氨酸偏高,为高同型半胱氨酸血症。高同型半胱氨酸血症与脑卒中目前作为一个新的热点在国际医学和生物学领域引起广泛研究,其是心脑血管病的独立危险因素,和高血压、糖尿病等"齐头并进"。

· 脑卒中患者还可以做其他哪些检查? ·

李大爷入院后,给他做了MRA检查,为什么要做?除此之外,脑卒中的检查还有哪些呢?

1. 磁共振血管成像(MRA)检查 磁共振血管成像是无创检查,一般情况下不需要使用对比剂注射入血管内,不需插管,方便省时,无放射损伤,对于较大动脉瘤的判断和血管造影相似,与CTA比较具有特殊的优势。但是对于直径<5 mm的小动脉瘤或血管畸形容易漏诊,对于血管轻度狭窄的患者可能存在夸大狭窄程度的情况。

2. MR弥散加权成像(DWI) MR弥散加权成像可用于缺血性脑卒中的早期诊断,在发病2小时内即可发现缺血灶,也是一种无创检查,另外还有MR灌注加权成像(PWI)、MR弥散张力成像(DTI)、MR水成像技术(TE)、磁共振波谱分析(MRS)、MRI脑功能成像(fMRI)等。

3. 脑脊液检查 在无条件进行CT检查时,对病情不十分严重、无明显颅内压增高的患者可进行腰椎穿刺;或者对蛛网膜下腔出血,特别是少量出血患者。当病情危重,有脑疝形成或小脑出血时,禁忌腰椎穿刺检查。随着CT、MRI先进检查手段的应用,脑脊液检查已不再是脑卒中的必要诊断手段。

·需要与脑卒中鉴别的疾病有哪些?·

李大爷入院后,经过病史收集、体格检查、实验室检查及其他辅助检查,最终诊断"脑卒中",为什么要经过问诊、查体及一系列的检查才能诊断呢? 因为很多疾病与脑卒中非常相似但并不是脑卒中,这些疾病就需要医生进行鉴别。

1. 局灶性癫痫　癫痫发作常为刺激性症状,如抽搐、发麻症状,常按皮质的功能区扩展。老年患者局灶性癫痫常为症状性,脑内常可查到器质性病灶。过去有癫痫病史或脑电图有明显异常(如癫痫波等),有助于鉴别。

2. 偏头痛　其先兆期易与TIA混淆,但多起病于青春期,常有家族史,发作以偏侧头痛、呕吐等自主神经症状为主。

3. 内耳眩晕症　常有眩晕、耳鸣、呕吐。除眼球震颤、共济失调外,很少有其他神经功能损害的体征和症状。发作时间多较长,可超过24小时,反复发作后常有持久的听力下降。一般起病年龄较小(如梅尼埃病)。

4. 昏厥　为短暂性发作,但多有意识丧失,无局灶性神经功能损害,发作时血压过低。

5. 颅内占位病变　偶有颅内肿瘤、脑脓肿、慢性硬膜下血肿等占位病变,在早期或因病变累及血管时,引起短暂性神经功能损害。但详细检查可发现神经系统阳性体征,长期随访可发现症状逐渐加重或出现颅内压增高,脑成像和血管造影检查都有助于鉴别。

6. 脑膜炎　结核性、真菌性、细菌性或病毒性脑膜炎可出现与蛛网膜下腔出血相似的症状和体征,如头痛、呕吐和脑膜刺激征。但一般发病不如蛛网膜下腔出血急骤,发病前有发热等感染性表现,结合头颅CT检查结果可鉴别。

三、脑卒中的治疗

·什么是缺血性脑卒中的"黄金时间"?·

李大爷发病时间超过6小时,不能行溶栓治疗,为什么超过6小时不能进行溶栓治疗？这就涉及我们常说的"黄金时间"。

在讨论"黄金时间"之前，我们先解释一个专业名词——"缺血半暗带"。

人脑由多根血管供血，在梗死灶主要供血的血管堵塞后，由它供血最核心的那一部分脑细胞肯定坏死。然而，坏死部分周围的脑细胞还有很多的小血管供血。这一部分的脑细胞虽然不能得到充足的血量，却还不至于立刻坏死，但是它们已经暂时失去了功能，这时在坏死脑细胞周围由这些暂时失去功能的脑细胞所形成的一个区域，医学上称为"缺血半暗带"。一般而言，这些脑细胞维持"冬眠"的时间只有6小时。如果能尽快地解决脑血管供血，那么这些"冬眠"的脑细胞会逐渐地"复苏"，恢复成正常细胞，影像学上可以看到半暗带的范围变得越来越小。如果处理不当，或者不及时甚至是无救治措施，这些冬眠的脑细胞就会凋零，半暗带的范围也会越来越小，取而代之的是梗死灶的范围越来越大。当这些"半暗带"消失变成梗死灶，再用溶栓药物打通血管，只会造成缺血坏死部位的大出血，适得其反。

一般认为，缺血性脑卒中在6小时内有机会使用溶栓治疗（其中涉及非常专业的医学知识，需要由医生根据适应证和禁忌证严格筛选患者），这是缺血性脑卒中的"黄金时间"，只有严格把握脑卒中抢救的"黄金时间"，尽可能溶解或者缩小脑内血管的血栓，增加对梗死区域的供血，减小缺血中心区，才能避免和减少脑卒中后遗症的发生，促进神经功能恢复及减轻残疾程度，达到最佳预后。

·突发脑卒中该怎么做？·

李大爷入院时距离发病时间已有1天，错过了溶栓治疗的最佳时间，那么突发脑卒中后该怎么做？

一旦发现有疑似脑卒中的征兆，症状轻者可在家人陪同下立即坐车至医院就诊，症状较重者当务之急就是联系"120"至医院就诊，在等待"120"赶来的时间内应注意以下几点。

（1）使患者平卧，将头偏向一侧，防止误吸，如果患者口鼻中有呕吐物堵塞，应设法清除，保持呼吸道通畅，切忌盲目喂水喂食，切忌给患者盲目服用药物，包括平时患者服用的降压药等。

（2）保持镇静，不要哭喊或呼唤患者，避免造成患者的心理压力。

（3）保持房间通风，解开患者领口纽扣等束缚物以保持呼吸通畅。

（4）做好以上措施后，关注患者生命体征，静等"120"。应该怎样与"120"对话呢？应注意以下几点。

1）脑卒中患者的大致情况：年龄、发病原因、发病时间、主要症状。

2）家庭具体地址。

3）姓名、联系电话。

4）最后要注意的是听从医生的指导，等对方告诉你可以挂电话再挂断，然后保持电话通畅。

· 什么是溶栓治疗？·

前文提到"黄金时间"，是因为"黄金时间"内有进行溶栓治疗的机会，那么，什么是溶栓治疗呢？

溶栓治疗是用药物注入血管中，以达到脑血管恢复血流的一种方法，是目前最重要的恢复血流措施。

重要溶栓药物是阿替普酶和尿激酶。目前认为阿替普酶的使用应该在发病4.5小时内，尿激酶的使用应该在发病6小时内。动脉溶栓和静脉溶栓相比还有更高的血管再通率，但是这一优点往往被耽误的时间所抵消，所以临床应用还是以静脉溶栓为主。

溶栓具有较好的效果，但不是每个人都能溶栓，许多因素都会增加出血的风险，如糖尿病患者、发病症状严重者、治疗时间超过6小时者、以前服用阿司匹林者、有充血性心力衰竭病史者等；有些情况属于溶栓的禁忌，如以往有颅内出血者，近3个月有头颅外伤病史者，近3周内有胃肠道或泌尿系统出血者，近2周内进行过大的外科手术者，近1周内有在不易压迫止血部位的动脉穿刺者，近3个月内有脑梗死或心肌梗死病史者，严重心、肝、肾功能不全或严重糖尿病患者，体检发现有活动性出血或外伤（如骨折）证据，已口服抗凝药者且 INR ＞ 1.5，48 小时内接受过肝素治疗者，血小板 ≤ 10×10^9/L、血压 ＞ 180/100 mmHg，孕妇，治疗期间不能配合者。

溶栓治疗对于医生来说是一个很艰巨的考验，因为除了需要排除以上禁忌证，考虑到增加出血风险的因素，筛选能进行溶栓的条件之外，医生接诊类似这样的患者时需要进行以下几个步骤判断：①判断是否为脑卒中，排除非血管性疾病。②判断是否为缺血性脑卒中。③评估脑卒中的严重程度。

· 缺血性脑卒中怎么治疗？·

李大爷入院后，诊断"脑梗死"，即缺血性脑卒中，予抗血小板聚集、调脂固斑、清除自由基、调整血糖、控制血压及中医等治疗。那么，缺血性脑卒中具体的治疗和用药是什么呢？

缺血性脑卒中的首选治疗是溶栓，但是溶栓治疗有各种各样的限制，特别是必须要在"黄金时间"内。这里主要讲一下不能接受溶栓治疗的缺血性脑卒中的治疗。

缺血性脑卒中治疗应以综合治疗及个体化治疗为原则，针对不同病因采取有针对性的治疗措施。积极改善和恢复缺血区的血液供应，促进微循环，阻断和终止脑梗死的病理进程，加强护理，注意消除致病因素，预防再发。

1. 一般治疗　注意卧床休息，有条件时行心电监护，监测生命体征，注意控制体温、血压、血糖。注意水、电解质的平衡；饮食要以低脂肪、低热量、低盐为主，并要有足够优质的蛋白质、维生素、纤维素及微量元素；注意消除患者的紧张情绪，最好让患者及家属了解病情，以便配合治疗。

2. 抗血小板治疗　应在发病后尽早口服阿司匹林片 150～300 mg/d，急性期后可改为预防剂量（50～150 mg/d）。

3. 抗凝治疗　目的主要是防止缺血性脑卒中的早期复发、防止血栓的延长及防止堵塞远端的小血管激发血栓形成,促进侧支循环。对大多数急性缺血性脑卒中患者,不推荐无选择地早期抗凝治疗。在特殊情况下溶栓后还需要抗凝治疗的患者,应该在溶栓24小时后再使用抗凝治疗。目前常用的抗凝药物有华法林、低分子肝素等。

4. 降纤治疗　对经过严格筛选的脑梗死患者,可以选用降纤治疗。急性缺血性脑卒中伴有血浆纤维蛋白原增加的患者,可以考虑降纤治疗。目前应用较多的降纤药物有降纤酶、巴曲酶等。

5. 扩容治疗　一般缺血性脑卒中患者不推荐扩容治疗,但是对于低血压或脑血流低灌注所引起的急性脑卒中,如脑分水岭梗死,可考虑进行扩容治疗。应注意在扩容治疗的同时可能加重脑水肿、心衰等。

6. 神经保护治疗　目前抗氧化剂和自由基清除剂依达拉奉、细胞膜稳定剂胞磷胆碱,以及神经营养和神经保护药物施普善显示有部分疗效。

7. 中成药治疗　目前很多中成药治疗广泛应用于治疗缺血性脑卒中。中成药不良反应较轻,有较好的安全性,能改善脑卒中患者的神经功能缺损,一般根据具体情况使用中医中成药治疗。

8. 其他治疗　对一般缺血性脑卒中患者,不推荐使用扩血管治疗。目前我国改善脑血液循环的药物有丁基苯酞和人尿激肽原酶两种,对改善脑卒中后遗症有一定疗效。

缺血性脑卒中有腔隙性脑梗死这一亚类型,一般来说症状较轻,治疗同前,但是有以下几点需要强调。

(1)在综合治疗及个体化治疗的基础上,强调加强病因治疗,预防再次发病。

(2)有效控制高血压。

(3)没有证据表明抗凝治疗会带来任何益处,阿司匹林效果也不确定,但由于这些治疗发生严重并发症风险较低,故也经常应用。

(4)应用钙离子拮抗药,如尼莫地平、氟桂利嗪等,减少血管痉挛,改善脑血液循环,降低腔隙性脑梗死复发率。

·出血性脑卒中怎么治疗？·

1. 脑出血的治疗　脑出血患者，应该详细地了解既往病史及用药史，包括高血压、血液病、肝病、抗凝和抗血小板药物的使用（如肝素、氯吡格雷、华法林等）、药物滥用（如可卡因）等。

（1）内科治疗

1）一般治疗：大多数脑出血患者在发病后的开始几天内病情往往不稳定，应该给予生命体征监测，心电监护监测血压、心率、氧饱和度等。一般应卧床休息2～4周。颅内压升高患者，需要床头抬高30°。患者保持安静。

2）控制血压：当急性脑出血患者收缩压大于220 mmHg时，应该积极降低血压；当患者收缩压大于180 mmHg时，可以开始控制血压，一般可以先降低收缩压的15%～20%，或者暂时控制血压到160/90 mmHg。进入脑出血恢复期后，应该严格地控制血压，尽可能地将血压降至正常水平。

3）控制血糖：密切监测血糖，防止高血糖和低血糖。一般血糖控制在7.7～10 mmol/L。血糖超过10 mmol/L，给予胰岛素治疗；血糖低于3.3 mmol/L，给予葡萄糖治疗。

4）体温管理：积极寻找病因，给予物理或化学降温治疗。发病3天后，可因感染等引起发热，应该针对病因进行治疗。

5）止血治疗：有人可能觉得，既然是脑出血，那么我们使用止血治疗，把血止住不就行啦？然而事实往往不是如此，目前止血药物治疗脑出血疗效并不明确，反而会增加血栓栓塞的风险，所以并不推荐常规使用。如果有凝血功能障碍，可以应用止血药，但常规治疗不超过1个星期。

6）神经保护剂治疗：常用的药物有依达拉奉、自由清除剂NXY-059、铁螯合剂等。

7）病因治疗：药物引起的脑出血，应停止使用溶栓、抗凝等引起脑出血的药物。①长期服用华法林的患者，可使用静脉注射维生素K，也可应用新鲜冰冻血浆等治疗，但新鲜冰冻血浆起效慢、容易过敏、出现出血反应、需要提高处理等缺点，限制了在临床的应用。②肝素相关脑出血：可以用硫酸鱼精蛋白治疗。③溶栓治疗相关的脑出血：在缺血性脑卒中患者使用静脉阿替普酶溶栓治疗时，有3%～9%的患者出现症状性脑出血；动静脉同时溶栓有6%的患者出现症状性脑出血；动脉尿激酶溶栓时有10.9%的患者出现症状性脑出血。溶栓治疗后出现大量脑出血一般预后都比较差，因为血肿会持续增大，并呈多位点出血。目前治疗是输血小板和包含凝血因子Ⅷ的冷沉淀物。④抗血小板药物相关脑出血：长期口服抗血小板药物（阿司匹林、氢氯吡格雷等）有脑出血的风险。目前尚无有效药物治疗。

8）并发症治疗：下文有详尽的叙述（见"脑卒中的并发症"），此处不再赘述。

（2）外科治疗：针对不同出血部位和病情严重程度，选择不同的外科治疗。

1）去骨瓣减压术：脑叶出血超过30 mL而且距离皮质表面1 cm范围内的患者可考虑。

2）微创手术：发病72小时内，血肿体积20～40 mL，格拉斯哥昏迷指数≥9分的幕上高血压脑出血患者可考虑；脑出血40 mL重症患者可考虑。

3）脑室引流：对脑积水出现意识障碍患者可以考虑。

4）其他：外科常用手术有小骨窗开颅血肿清除术、钻孔或锥孔穿刺血肿抽吸术、内镜血肿清除术等。

2. 蛛网膜下腔出血的治疗　蛛网膜下腔出血也是常见的脑血管疾病，每年10万个人中有2个发生蛛网膜下腔出血，预后较差，病死率高达45%，存活者也有很高的致残率。蛛网膜下腔出血的治疗目的是防止再次出血、缓解血管痉挛、处理脑积水等并发症，降低病死率和致残率。

（1）内科治疗

1）一般处理及对症治疗：卧床休息，避免情绪激动和用力，监测生命体征及神经系统体征变化，保持气道通畅，保持大便通畅。烦躁者酌情给予地西泮、咳嗽者给予止咳、疼痛者给予止痛等对症治疗。注意水、电解质平衡等。

2）防止再出血：绝对卧床4～6周，避免用力和情绪激动；控制血压，当平均动脉压大于120 mmHg或收缩压大于180 mmHg时，可以使用降压药物，同时密切监测血压，避免降血压降得太低；可酌情使用抗纤维蛋白溶解剂。常用的有氨基己酸、氨甲苯酸等；若有手术指征，可选择手术夹闭动脉瘤或介入栓塞动脉瘤。

3）防治动脉痉挛：维持血容量和血压，避免过度脱水。血压偏低者，先减少或停用脱水剂和降压药，可以使用白蛋白、血浆等扩容升压，必要时使用多巴胺静滴，但应注意可能出现动脉瘤破裂、心脏负荷增加、电解质紊乱和肺水肿等。早期可服用尼莫地平，共服用3周，但可能引起低血压；可以及早通过去除动脉瘤、移除血块防止脑动脉痉挛。

4）防治脑积水：轻度的脑积水可使用脱水剂；如果后脑室积血扩张或形成铸型出现急性脑积水，经内科治疗后症状仍进行性加剧，伴有意识障碍，或者身体状况不能耐受开颅手术者，可以行脑室穿刺脑脊液外引流术。如果慢性脑积水内科治疗无效，脑室明显扩大者，可行脑脊液分流术。

5）降低颅内压：降低颅内压的方法和注意事项详见后文。

（2）介入和外科手术治疗

1）动脉瘤介入治疗：可通过血管介入技术放置铂制电离可脱弹簧圈栓塞动脉瘤，弹簧圈可导致血栓形成，将动脉瘤与血循环阻隔开来。

2）动脉瘤手术治疗：手术治疗能降低再出血风险。动脉瘤夹闭术的效果与夹闭是否完全有关。

3）脑室穿刺脑脊液外引流术：适用于蛛网膜后脑室气血扩张或重症全脑室出血出现急性脑积水，经内科治疗后症状仍进行性加剧，伴有意识障碍或者身体状况不能耐受开颅手术患者。

4）脑脊液分流术：慢性脑积水经内科治疗没有效果，CT或者MRI显示脑室明显扩大患者，可以行脑室-心房或者脑室-腹腔分流术。

·哪些危险因素需要行手术治疗？·

1. 颈动脉硬化　颈动脉粥样硬化目前可以有内科治疗和手术治疗两种方法，一般情况下首先选择内科药物治疗。抗血小板治疗可以服用阿司匹林、氯吡格雷等药物，防止血小板和小血栓堆积在硬化的颈动脉；稳定斑块用他汀类药物，防止斑块的扩大和脱落；降血压药物有很多选择，但目的只有一个，控制血压平稳达标，减少对动脉内膜的损伤。

在脑卒中后的患者中，当颈动脉硬化严重，特别是狭窄程度超过50%，可以考虑进行手术治疗。

2. 动脉瘤　在蛛网膜下腔出血的原因中，颅内动脉瘤占50%～85%，远远超过其他原因的总和，成为最大元凶。在发现动脉瘤后要先让医生进行整体评估，根据患者的年龄、健康状况等因素，以及动脉瘤的大小、部位、形态等病变特征，推断它的自然发展过程，并且考虑该医院的设施及医生的医疗水平来决定治疗方案。

因为无创性诊断方法——磁共振血管成像（MRA）的确诊率小于90%，特别是小型瘤，在前交通动脉、颈内动脉-后交通动脉者确诊率就更低，所以需要做脑血管造影来慎重评价。

如果评估后需要且能够进行手术或血管内治疗，应该积极配合医生，尽快进行手术或血管内治疗。如果不需或不能进行手术或血管内治疗，那么一是需要进行动态观察，一般半年到一年做一次影像学检查，如果在动态观察中发现瘤体增大、变形，症状有明显变化，则需要医生进行重新评估，重新确定治疗方案；二是一定要戒烟、少饮酒或不饮酒，严格控制血压，严格控制一切能控制的危险因素。患者的心情也很重要，有的患者可能会因此抑郁或者不安，要进行积极的自我暗示，必要时接受心理治疗。

另外一点需要说明，虽然动脉瘤是出血性脑卒中，特别是蛛网膜下腔出血的重要危险因素，但是有动脉瘤的患者可能也有各种各样的血管性危险因素，相对而言，出现蛛网膜下腔出血的概率可能更低。所以，最重要的是保证全身的健康。

· 无症状性脑梗死需要治疗吗？·

一般脑梗死都会出现一些神经功能损伤的症状，但有一部分脑梗死相对而言没有出现明显的症状。原因有三种，一是梗死部位比较"好"，若病灶位于无功能的"静区"则可为无症状的脑梗死；二是梗死灶的范围比较小；三是没有注意到，大部分的患者存在一过性症状或者有体征，只是因为患者或家属对脑卒中的认知不足，不能识别这些脑卒中的发生，从而对脑卒中的发生"保持沉默"。需要对老年人群，特别是他们的家属强化脑卒中预防教育。

那么，无症状性脑梗死需要治疗吗？答案是肯定的。从治疗或预防再发的角度来看，无症状性脑梗死与症状性脑梗死同样重要。应该把无症状性脑梗死当作脑梗死的早期诊断来对待，此时的治疗是脑梗死开始治疗的最佳时期。所以，对于无症状性脑梗死应引起高度重视。无症状性脑梗死治疗参照缺血性脑卒中治疗。

四、脑卒中的并发症

· 脑卒中的并发症有哪些？·

李大爷在发病中，血压升高（180/110 mmHg），这就是脑卒中的并发症之一，急性脑卒中的患者常常伴有血压升高。除了血压升高，脑卒中还有哪些并发症呢？

由于脑卒中的患者多是中老年人，这些人大多有不同程度的慢性疾病和各种引起脑卒中的危险因素存在。当发生脑卒中时，往往使得原有疾病加重或出现新发症状，这些都是脑卒中的并发症，对脑卒中的病情和预后有着明显的影响。

1. 血压变化　急性脑卒中的患者，常常伴有血压升高；如果急性脑卒中患者出现持续性低血压，则要考虑以下几个原因：主动脉夹层，脑分水岭梗死，心脏并发症如急性心肌梗死、心肌缺血、心律失常、心力衰竭等，需要对症进行治疗。

2. 肺部感染　是最常见的并发症。脑卒中患者较长时间不翻身，会导致肺部分泌物坠积，以及呕吐物误吸入气管等，都会促使肺炎发生，导致缺氧和发热。误吸是脑卒中合并肺炎的重要原因，意识障碍和吞咽困难是导致误吸的主要危险因素。

3. 血糖异常　有大半的急性脑卒中患者都有一定的血糖升高，不但患有糖尿病的脑卒中患者血糖可能升高，未患糖尿病的脑卒中患者也可能出现高血糖。血糖升高多发生于脑卒中后12小时内，升高的程度与脑卒中的严重程度有关，可以发生于各种类型的急性脑卒中，以出血性脑卒中更常见。在急性脑卒中患者中发生低血糖的概率比较低，但出现低血糖也能加重病情。

4. 排尿障碍和尿路感染　排尿障碍分为尿失禁和尿潴留，是缺血性脑卒中常见并发症之一，也是脑卒中严重程度的标志，与死亡和残疾有明显相关。尿路感染主要继发于尿失禁和尿潴留留置导尿的患者，主要表现是膀胱刺激征，即尿频、尿急、尿痛，膀胱区或会阴部不适及尿道烧灼感；尿频程度不一；尿混浊、尿液中有白细胞，常见终末血尿，有时为全程血尿，甚至见血块排出。一般无明显的全身感染症状，体温正常或有低热。

5. 肺水肿　急性脑卒中可能出现急性肺水肿，特别是重症蛛网膜下腔出血和脑出血患者，有30%～70%可能出现肺水肿，脑梗死患者也可偶然出现。临床表现为呼吸困难、烦躁不安、面色苍白、口唇发绀、脉搏增快、血压升高、汗出增多、咳大量白色或粉红色泡沫痰，两肺听诊满布哮鸣音、湿啰音。胸部X线可确诊。

6. 深静脉血栓和肺栓塞　这在脑卒中后特别是长期卧床患者比较容易出现。深静脉血栓可发生于全身各部位静脉，多见于下肢，下肢深静脉血栓形成的典型临床表现往往是单侧下肢出现肿胀、疼痛，但在血栓形成早期可无明显症状。下肢静脉造影是发现深静脉血栓的金标准，超声检查是首选检查。

内源性或外源性的栓子堵塞肺动脉主干或分支，引起肺循环障碍，称肺栓塞。肺栓塞临床表现形式多种多样，部分患者的临床表现可不典型甚至没有任何症状及体征。计算机断层扫描肺动脉造影为早期诊断无症状性肺栓塞的有效手段。

7. 呼吸困难　发生昏迷的脑卒中患者容易出现呼吸快、浅、弱及不规则,或叹气样呼吸、呼吸暂停,说明病情比较严重。脑卒中的急性期还容易发生中枢性呃逆,这也是病情严重的征象。

8. 颅内压升高 是急性脑卒中的常见并发症,也是脑卒中致死的重要原因之一。脑卒中后出现头痛、呕吐、视乳头水肿、脑脊液压力增高提示有颅内压升高,常见的病理变化是脑水肿,脑水肿如果只局限于病灶周围,则可能仅仅出现局灶症状。脑水肿如果进一步发展,就会引起颅内压升高和脑疝。脑疝的发生又使脑水肿进一步加重,颅内压进一步升高。一般情况下,出血性脑卒中后1天、缺血性脑卒中后3~7天是脑疝形成的高峰。

9. 吞咽困难 在生活中可以经常看到脑卒中患者吃东西,特别是喝水的时候容易出现呛咳,有的患者喝水像在吃东西一样需要咀嚼很长的时间才会吞下去;吃东西特别慢,一顿饭需要反复微波炉加温,有时一顿饭能吃一个小时,这些表现医学专业表述为吞咽困难。脑卒中吞咽困难的主要表现就是我们最常见的吃东西慢、反复咀嚼、流口水、饮食特别是饮水呛咳,有的患者会被自己的口水呛到。吞咽困难容易导致误吸,形成吸入性肺炎。这里需要注意的是,在生活中有一种表现叫"安静误吸",从字面含义可知,发生误吸时并不出现呛咳或其他表现,这种"安静误吸"占误吸的40%。所以脑卒中患者或其家属,一旦发现上述情况(吃东西慢、反复咀嚼、流口水等),需要警惕,不能因为没有出现呛咳就认为没事。

10. 上消化道出血 应激性溃疡和消化道出血是脑卒中的常见并发症,高龄和重症脑卒中患者易出现消化道出血。其中,以脑出血(特别是脑干出血)为多,半数以上出血来自胃部,其次为食管。主要临床表现如下。①呕血和(或)黑便:是上消化道出血的特征性表现。出血部位在幽门以上者常有呕血和黑便,在幽门以下者可仅表现为黑便。但是出血量少、速度慢的幽门以上病变可仅见黑便,而出血量大、速度快的幽门以下的病变可因血液反流入胃,引起呕血。②失血性周围循环衰竭:出血量400 mL以内可无症状,出血量中等可引起贫血或进行性贫血、头晕、软弱无力,突然起立可产生晕厥、口渴、肢体冷感及血压偏低等。大量出血达全身血量30%～50%即可产生休克，表现为烦躁不安或神志不清、面色苍白、四肢湿冷、口唇发绀、呼吸困难、血压下降至测不到、脉压差缩小及脉搏快而弱等，若处理不当，可导致死亡。③发热：中度或大量出血病例，于24小时内发热，多在38.5℃以下，持续数日至1周不等。

11. 排便异常　轻型脑卒中患者常因不习惯卧位排便，而出现体位性尿潴留或大便干结。脑卒中严重的患者当病变波及半球运动中枢时，常出现尿频及膀胱内压增高。第三脑室受到刺激，往往会出现直肠活动性增强，导致高度排便亢进，患者便意频繁，但每次排便量较少。

12. 压疮　由于脑卒中患者瘫痪肢体活动受限，骨头隆起部位容易受压，致局部皮肤血液循环与营养障碍，容易发生压疮，尤其是腰背部、尾骨和脚踝等经常发生摩擦的部位。

13. 癫痫　即俗称的"羊角风"或"羊癫风"，急性脑卒中尤其是脑出血和脑栓塞患者发生癫痫的概率较高。脑卒中后癫痫发病率为5%～15%，目前将癫痫发作分为全面性发作、局灶性发作及发作类型不明3类。如果全面性惊厥发作超过5分钟，或者非惊厥性发作或部分发作持续超过15分钟，或者5～30分钟内两次发作间歇期意识未完全恢复，这样的癫痫发作称为癫痫持续状态，是一种需要抢救的急症。

14. 抑郁症　是脑卒中常见的并发症之一，多发生在脑卒中后2个月～1年，严重者可能会产生轻生的念头，如不及时防范，可能导致自杀的后果。由于抑郁症症状非常隐蔽，不易被察觉，有些患者存在语言障碍，也使抑郁症不能及时被发现，往往意外事件发生后才知道。脑卒中后抑郁症的具体表现：①情绪和性格的变化，情绪低落、情绪不稳、经常感到委屈想哭，语言减少、不爱与人交往、多疑。②睡眠不好，经常失眠、梦多、入睡困难，或睡眠不深、夜间易醒或早醒。③社交障碍，对以前喜欢做的事情不感兴趣，不愿意参加社交活动，经常闭门不出。④身体不适，常常伴有胃部不适、食欲下降和体重减轻，有时感心慌、胸闷、气短、头晕头疼、周身窜痛等。⑤能力下降，以前能胜任的工作和家务不能胜任，总感觉疲乏，懒得活动。⑥悲观且无价值感，对未来不抱希望，常常感到孤独、绝望、害怕和无助，经常自责，有时有自杀的念头。

· 脑卒中并发症应该怎么治疗？·

李大爷在入院时，血压明显升高，而高血压是脑卒中的并发症之一。那么，脑卒中的并发症应该怎么治疗呢？

1. 高血压　对于高血压的处理，缺血性脑卒中和出血性脑卒中都遵循几个原则：①急性脑卒中后的血压不能降得过低；②降压速度不宜过快；③降压期间密切监测血压。至于控制血压的细节两者稍有不同。平时一直在服用降压药的高血压患者，如果病情平稳，血压持续≥140/90 mmHg，可以在脑卒中后数天开始恢复服用降压药，参考患者平时血压水平及原有药物反应情况选择药物，注意靶器官的保护，重点是心、脑、肾等器官。它们功能的好坏直接影响患者的预后。

（1）缺血性脑卒中：一般血压控制在不高于180/100 mmHg即可，在脑卒中后24小时内血压升高的患者，应该谨慎处理，仔细寻找原因，看有无紧张焦虑、疼痛、恶心呕吐及颅内压增高这些情况，如果有，则要消除这些原因，一般血压会平稳下降，也就不用药物控制了。如果血压高于200/110 mmHg，或者伴有严重心功能不全、主动脉夹层、高血压脑病的患者，则应给予缓慢降压，必须要密切监测血压，如果血压过低，会出现脑灌注不足，发生"盗血"现象。由于老年患者多见脑血管自动调节功能差，对于血压的急骤变化难以适应，如果血压过快地下降，会出现神经功能恶化，因此应避免舌下含服硝苯地平等能导致血压迅速下降的降压药。

（2）出血性脑卒中：同样应该综合管理，找到血压升高的原因，视血压情况选择是否进行降压治疗。在急性出血性脑卒中患者的收缩压＞220 mmHg时，应该积极地使用静脉降压药物控制血压；收缩压＞180 mmHg时，可使用静脉降压药物降低血压，要视患者的情况而控制降压速度，一般血压降到160/90 mmHg即可，血压不能降得过低。在降压的时候需要密切地监测血压，不能波动太大或降压速度太快，一般5～15分钟需要测量一次血压。

如果急性脑卒中患者出现持续性低血压，则要考虑以下几个原因：主动脉夹层，心脏并发症如急性心肌梗死、心肌缺血、心律失常、心力衰竭等，需要进行对症治疗，必要时可以静脉滴注生理盐水补充血容量,纠正低血容量。

2. 肺部感染 长期卧床的患者要注意常翻身拍背,清除痰液,避免受凉,尽量进食软质食物,喝水及吃饭都应该慢一点,如果反复进食呛咳者应该插胃管。鼻饲前应该清除口咽部分泌物,有分泌物和呕吐物应该即刻处理,防止误吸和窒息。一般情况下,患者可采取侧卧位,平卧位时头应该朝向一侧,以防止舌后坠和分泌物堵塞气道。早期应该进行抗生素治疗肺部感染,药敏试验能够对抗生素的选择起到辅助作用。

3. 血糖异常 有大半的急性脑卒中患者都有一定的血糖升高。急性脑卒中后患者无论有无糖尿病都应该常规查血糖,血糖超过10 mmol/L时可以使用胰岛素治疗,一天多次监测血糖,将血糖值控制在7.7~10 mmol/L。

在急性脑卒中患者中发生低血糖的概率较低,但出现低血糖也能加重病情,在血糖低于3.3 mmol/L的时候,可以使用10%~20%葡萄糖口服或者静脉注射,使血糖达到正常值。

4. 排尿障碍和尿路感染 对排尿障碍患者应当进行早期评估和康复治疗。尿失禁患者有条件者应该尽可能避免留置导尿,可定时使用便盆或便壶,白天每2小时1次,晚上每4小时1次。尿潴留患者应该测定膀胱残余尿,必要时可以进行间歇性导尿或留置导尿。出现尿路感染应及时予抗感染治疗,但不推荐预防性使用抗生素。

5. 肺水肿 脑卒中后出现肺水肿应该积极进行病因治疗,降低颅内压、保护脑细胞,使用利尿剂、高浓度吸氧、地塞米松等治疗。

6. 深静脉血栓和肺栓塞

(1) 鼓励患者尽早活动、抬高下肢;尽量避免下肢(尤其是瘫痪侧)静脉输液。

(2) 对于发生深静脉血栓及肺栓塞高风险且无禁忌者,可给予低分子肝素或普通肝素,有抗凝禁忌者给予阿司匹林治疗。

(3) 可联合加压治疗(长筒袜或交替式压迫装置)和药物预防深静脉血栓,不推荐常规单独使用加压治疗;但对有抗栓禁忌的缺血性脑卒中患者,推荐单独应用加压治疗以预防深静脉血栓和肺栓塞。

（4）对于无抗凝和溶栓禁忌的深静脉血栓或肺栓塞患者，首先建议肝素抗凝治疗，症状无缓解的近端深静脉血栓或肺栓塞患者可给予溶栓治疗。

7. 呼吸困难　发生昏迷的脑卒中患者出现呼吸快、浅、弱及不规则，或叹气样呼吸、呼吸暂停，说明病情比较严重。脑卒中的急性期还容易发生中枢性呃逆，这也是病情严重的征象。如果急性脑卒中患者有意识不清或呼吸道受累的情况，应该给予气道支持和辅助通气，通常说"插管"就是指行气管插管，另外是气管切开。

8. 颅内压升高　一旦出现颅内压升高，应该采取头高脚低仰卧位，抬高20°～45°，避免和处理引起颅内压升高的因素，如头颈过度扭曲、激动、用力、发热、癫痫、呼吸道不通畅、咳嗽、便秘等。临床上有予亚低温治疗，以降低脑代谢，减轻炎性反应，保护缺血脑组织，降低颅内压，用来治疗难治性颅内高压。可以使用甘露醇进行脱水治疗，一般可以使用5～7天。使用时必须要关注心、肾功能，特别是老年患者在大量使用甘露醇时容易导致心衰和肾衰竭，应该记24小时出入量，心电监护，观察心律、心率、血压变化。甘露醇的其他不良反应有降低血容量、降低脑灌注压、出现低血钾、脑水肿反跳等。必要时可使用甘油果糖或呋塞米等。

不推荐所有脑卒中患者都采用脱水治疗，像腔隙性脑梗死等不伴有颅内压升高患者，不能使用脱水治疗。

对于发病48小时内，60岁以下的恶性大脑中动脉梗死伴严重颅内压升高患者，可考虑是否需要手术减压治疗，但应根据患者年龄及患者、患者家属对这种可能结局的价值观来选择是不是需要进行手术。较大的小脑梗死或小脑出血，尤其是影响到脑干功能或引起脑脊液循环阻塞，可行后颅窝减压或（和）直接切除部分小脑梗死灶，以解除脑干压迫。伴有脑积水或者具有脑积水危险的患者应该行脑室引流手术。

9. 吞咽困难　治疗吞咽困难的目的是防止误吸，预防吸入性肺炎，避免出现摄入不足导致的营养不良及其之后出现的一系列问题，最高的目标就是重建吞咽功能。在治疗之前，需要由专业的医护人员进行评估，一般常用的评估方法是洼田饮水试验，这是由日本学者洼田俊夫提出的评定吞咽障碍的实验方法，分级明确，操作简单。经过评估后可以由营养科制订膳食计划，由康复科进行康复训练。由于大部分的脑卒中患者出现的吞咽困难可在比较短的时间恢复，50%以上的患者在脑卒中后1周内可改善，数周内吞咽困难恢复可达43%～86%，假如患者没有营养障碍的危险，发病最初一周一般不需要使用鼻饲。轻、中度吞咽困难一般可以留置鼻导管通过鼻饲过渡，如果吞咽困难长期不能恢复则需要胃造口进食。

10. 上消化道出血　需要对上消化道出血量进行评估。①大便隐血试验阳性提示每日出血量5 mL以上，出现柏油样便提示出血量50～70 mL以上。②胃内积血量达250～300 mL时可引起呕血。③一次出血量不超过400 mL，一般不引起全身症状，出血量在400～500 mL时，可出现全身症状，如头晕、乏力、心悸、出汗等；如超过1 000 mL，临床即出现急性周围循环衰竭的表现。

防治措施：①治疗原发病。②抑酸护胃，合理应用抑酸剂、胃黏膜保护剂。③合理使用止血剂。④增加液体输入量，必要时输血治疗。⑤必要时内镜下止血或者外科手术治疗。

11. 排便异常　可出现在轻型脑卒中患者或严重脑卒中的患者中，应使用润肠泻下药对症治疗。

12. 压疮　入院时即需要预防压疮，给患者常翻身，改变压迫的部位；使用气垫床，减轻压力；使用活血生肌药物；伴有感染者应积极给予抗感染治疗。

13. 癫痫　对于脑卒中急性期的癫痫可用止痉治疗，孤立出现的一次发作或急性期的发作控制后，可以不继续长期服用止痉药；脑卒中发生后2～3个月再次出现癫痫则应该按照癫痫的常规治疗方法进行长期药物治疗。癫痫持续状态的治疗原则是要迅速控制，刚开始需要缓慢静脉推注或者肌内注射或者直肠给药，一般需要5分钟，如果效果差，可以重复进行治疗，继续观察，然后再持续给药静脉点滴，同时要检查一般生命体征，监测电解质、血糖等，给予吸氧，必要时给予机械通气。

14. 抑郁症　脑卒中后抑郁应给予心理治疗和抗抑郁药物。对于心理的治疗，很多可以通过谈话进行心理疏通，一是患者自身的诉说，给患者提供场所和机会让他们倾诉脑卒中给生活带来的影响；二是心理咨询师、医生护士、家庭成员对患者进行心理治疗，对患者进行解释、安慰、鼓励等，在生活中经常可以看到有些家属把患者照顾得无微不至，却不能很好地和患者交流沟通，导致患者常常出现抑郁、焦躁，家属暗自垂泪。除言语沟通治疗外，还可以进行行为治疗，如使用生物反馈治疗，听听音乐、培养爱好等。药物的治疗主要有氟西汀、帕罗西汀、氟伏沙明、舍曲林、西酞普兰等。另外，中医中药对脑卒中后抑郁也有一定的疗效。

五、脑卒中患者的康复治疗

·脑卒中患者从什么时候开始进行康复治疗？·

随着国内康复医学的日益发展和逐渐普及，已经有很多人开始认识到康复对脑卒中患者的重要性，李大爷在住院期间就积极进行康复治疗。那么，康复应该从什么时候开始？有没有具体的时间和判断方法呢？

一般认为在保证安全的前提下，脑卒中后康复应该尽早进行，最好能在脑卒中后2周内开始进行康复训练，如果条件允许，在病情稳定后72小时即可进行康复训练。康复训练可以从卧床开始，训练如何卧床、坐起、站立、行走，但这是一个循序渐进的过程，不可操之过急，康复前期主要以被动运动、物理治疗为主，与主动运动相结合（图7）。

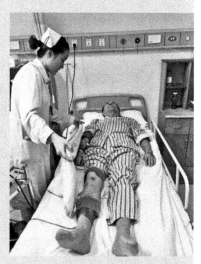

图7　脑卒中患者康复治疗

· 如何正确认识脑卒中康复治疗？·

康复治疗从国外引进已数十年，得到了许多人的赞同和肯定，但是对脑卒中后康复治疗，还存在一些错误的认知。常见的有以下几点。

1. 早期需要静养　患者总是认为，脑子里面血管没有"长好"，一用力会"破掉"；或者血管里的斑块在活动后会出现掉落，再次出现脑卒中。事实上，在患者急性期症状没有平稳时是需要患者静卧，但是卧床的时间过长，就会出现一系列的问题，如长期卧床，会出现坠积性肺炎；抵抗力下降，会出现肺部感染；长期局部皮肤受压，出现压疮；长期不活动，可能出现静脉栓塞；长期肌肉不活动，出现肌肉萎缩等。所以，在脑卒中急性期生命体征平稳后即可进行康复治疗，康复师会提供卧姿、站姿、被动运动、主动运动、物理疗法、呼吸训练等一系列的指导，增加康复的疗效。

2. 自己做康复锻炼就可以　很多脑卒中患者或者家属认为脑卒中后康复就是自己多动动，多锻炼就可以了，不需要去医院接受正规的康复也能恢复，去医院接受康复除了有很小一部分时间是按按捏捏揉揉、牵拉牵拉、活动活动之外，很大一部分时间也是康复师让患者自己动，那和自己动有什么区别。其实康复医学是一门很严谨的医学，经过科学的理论和多年的临床实践经验总结出各种手法和训练，已经得到大量的临床实验证明具有较好的作用。上文提到，盲目的锻炼会使错误的运动姿势越加错误，痉挛的部位越加痉挛，在错误的道路上越走越远。另外，在医院康复治疗，也是一个融入社会的过程，与病友、医生的交流，在一定程度上可以减少抑郁的发生或减轻抑郁的症状，对进一步融入社会也有一定的正向作用。我国对社区康复重视的程度日益加大，有部分地区在进行"三级联动""社区联动"的实践和推广，即上级医院、社区医院、社区街道形成一个康复治疗网络，可以减少患者及家庭的费用负担、增强康复的效果。

3. 康复治疗全靠康复师　有的患者觉得康复治疗就是康复师全程对其进行被动运动的治疗。实际上完全被动治疗只在患者患肢早期完全瘫痪（肌力0级）的情况下才会如此，在患者的肢体功能出现恢复时，患者主动运动就显得非常重要，肌力和肌张力等一切功能的恢复都需要患者在康复师的指导下积极地进行主动运动，才能取得较好的效果。其实和健身一样，靠别人给你活动肢体，肌肉力量的增加微乎其微，只有在正确的指导下积极锻炼才能有较好的效果。

4. 康复仅在医院 很多患者觉得康复的治疗仅仅在医院的那段时间就够了，在家里需要得到休息和家人的照顾，患者家属也有这样的想法，也许有的家属会督促患者继续根据在医院锻炼的方法进行锻炼，但很少家属会让患者尝试锻炼日常生活能力。有的家属是觉得对于脑卒中患者，就应该尽最大努力地照顾，最好能够全方位地照顾，让患者能够得到温暖，心情舒畅。有的家属觉得与其让患者自己做事，自己在旁边着急，还不如自己做。殊不知，这样会导致患者日常生活能力得不到锻炼，甚至可能会逐渐减退，长此以往，家属会觉得累，患者也可能因生活能力不能恢复出现抑郁悲观情绪。正确的做法就是应该让患者逐渐地做一些力所能及的生活活动，帮助购买或制作一些能够帮助患者更好使用的日常生活用品，使康复训练的成果能够更好地向患者的日常生活转换，最终使得他们恢复基本的日常生活能力。

5. 康复靠药物 很多脑卒中患者和家属会向医生提出"用最好的药"，觉得只要通过药物就可以让损伤的神经恢复，出现偏瘫的肢体痊愈。实际上，在脑卒中患者病情稳定以后，特别是脑卒中恢复期的患者，药物对于患者功能的改善作用已经极小。这段时间最主要的恢复功能的方法就是正规的康复治疗。我国的康复治疗除了引进国外的康复理论和治疗手段外，还有我国独特的中医康复治疗，两者协同治疗，具有一定的效果。

6. 通过康复，就能完全恢复 很多脑卒中患者对康复的认识出现偏差，有的认为不需要康复师的康复，这是错误的认识；有的认为，接受了康复治疗，就会完全地康复，这也是不对的想法。事实上，脑卒中后患者部分神经细胞已经死亡，中枢神经细胞死亡后不能再生，功能已经丧失，但是中枢神经系统可以通过康复功能训练促进大脑功能的重组，能够恢复一部分受损的功能。所以，积极准确的康复治疗是能够明显地改善脑卒中后患者的功能，但是不能完全恢复。如果存在"接受了康复治疗，就能完全康复"的想法，就会出现对疗效期望过高，当这种过高的期望值不能达到时，患者就可能会出现悲观、抑郁的情绪，丧失继续治疗的信心。因而，医生应该告知患者或患者家属病情的预期效果，帮助患者正确地认识疾病，降低对最后恢复的期望值。当然对疾病康复抱有过高的希望是在所难免的，如果患者不能进行自我心理调节，患者家属可以陪同其去进行心理咨询与治疗。

7. 康复强度越大，恢复越快　有的患者或家属认为脑卒中后就应该锻炼，而且强度越大越好，越大恢复就会越快。事实上，脑卒中后的康复绝非如此的简单粗暴，而是一个有计划的、循序渐进的治疗过程。早期康复着重于并发症的预防；病情稳定后着重于运动的训练。一般情况下，偏瘫患者进行康复时，应优先考虑下肢功能的恢复；在后遗症期，偏瘫的肢体大多开始进入痉挛状态，康复重点则应该放在日常生活能力训练。

8. 口齿不清不影响　很多家属对患者出现的肢体障碍比较重视，相对而言，认为口齿不清对生活的影响并不那么重要。但是由于不能很好地使用语言与人进行沟通交流，会对患者的心理产生很大影响，长此以往，出现脑卒中后抑郁的概率增高。所以，如果脑卒中后出现言语欠清，应该早期进行正规的言语训练。

9. 进食呛咳，慢慢吃就行　有些脑卒中患者吃饭喝水经常出现呛咳的情况，家属往往觉得只要慢一点就行了。确实，一些较轻的呛咳患者，只要吃饭、喝水的速度放慢一点可以避免，但是很多严重呛咳患者不经过康复训练治疗，很可能出现营养不良，出现因误吸而发生肺部感染的情况，甚至危及生命。

· 脑卒中后康复有几个阶段？·

李大爷在住院期间即接受康复治疗，出院医嘱中又提到继续康复治疗，脑卒中后特别是出现偏瘫的患者，其康复阶段按照时间可以分为三个阶段：急性期、恢复期、后遗症期。

1. 急性期　康复的主要目的：一是预防并发症如压疮、肺部感染、泌尿系统感染等；再则是预防继发性损伤如防止偏瘫肢体关节的损害和肌肉萎缩。

2. 恢复期　在偏瘫后6个月内是康复治疗和恢复各种功能的最佳时期，应该积极采取各种康复治疗手段进行全方位的康复。恢复期肢体肌力逐渐增加，常出现上肢屈曲、下肢伸直的状态，即所谓的痉挛性瘫痪。偏瘫肢体的恢复也有自己的规律，一般情况下，下肢肌力比上肢肌力恢复快，粗大运动比精细运动恢复快，我们需要了解这些特点，来帮助患者进行功能锻炼。可根据情况，先在床上锻炼肢体的活动，慢慢训练在辅助工具的帮助下进行站立，逐渐增加坐或者站的训练次数，掌握身体平衡，交替变化身体重心，在站立平衡能力得到提高后，可以在辅助下进行行走训练，并相应锻炼上肢。

3. 后遗症期　此期康复主要是让患者可以通过锻炼和学习，能够使用辅助工具提高生活质量指数，部分恢复功能（图8，图9）。

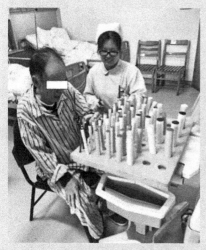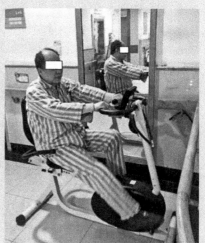

图8　脑卒中患者康复训练　　　　图9　脑卒中患者康复训练

· 脑卒中急性期如何进行康复治疗? ·

根据患者的情况不同,制订的康复方案各异。如果是脑卒中后偏瘫患者可以先从睡姿上进行练习,睡姿分健侧卧位、患侧卧位,肢体摆放的原则是上肢各关节置于伸展位,下肢各关节置于屈曲位,用以对抗上肢的屈肌痉挛和下肢的伸肌痉挛。

1. 被动运动 在早期即可进行被动运动,保证偏瘫侧所有关节能够得到正常范围的运动,由于脑卒中后偏瘫患者的肌力、肌张力下降,在被动运动时一定要防止活动超过生理正常范围,尤其是肩关节,以免出现脱位和疼痛。

2. 卧位到坐位 卧位到坐位的核心就是靠健侧的力量省力安全地支撑身体从床上坐起。具体的方法是:身体翻向患侧,健侧上肢放在身体前,用健侧手臂支撑躯干,健侧下肢将辅助患侧下肢移向床边,并沿床边垂下。在患者没有熟练掌握技巧之前,需要家属帮助一手扶着患者头部辅助撑起上半身,另一只手帮助患者患侧下肢放下床,帮助患者训练。

3. 坐位到立位 患者主要通过健侧站立,首先身体将重心前移,准备起立,然后重心移至健侧,可以健侧上肢与患侧上肢交叉平举帮助重心前移。在这个过程中,家属可以在患者正前方,双手环抱患者腰部帮助用力,双下肢从两侧夹紧患者的患侧下肢,固定膝关节和踝关节,防止左右晃动导致损伤。

· 脑卒中患者康复治疗有哪些禁忌? ·

以下情况不能进行康复:脑卒中急性进展期,如颅内持续出血、颅内水肿扩大,症状持续加重,深度昏迷,血压过高,严重精神障碍,严重心肾功能不全,心绞痛频繁发作没有得到控制,心肌梗死发作等。

· 脑卒中患者关节挛缩应该怎样进行康复治疗? ·

李大爷肌力恢复比较好,入院时肌张力增高。但临床上可以看到有些患者开始可能出现肌张力降低或者肌张力消失,称为"软瘫",随后在脑卒中恢复期肌张力慢慢增加甚至会出现上肢屈曲不能伸展,手指握拳状,下肢僵直不能弯曲,称为"硬瘫",即医学上说的关节痉挛,那么应该如何进行康复呢？除了在医院进行康复治疗外,家属回到家中还需要帮助脑卒中患者进行活动,一般来说就是将患者的肩关节、肘关节、腕关节、髋关节、膝关节、踝关节尽量拉直后再尽可能弯曲,要以不损伤关节为度,需要避免肌肉的拉伤。另外,在平时要将患者的关节摆放维持在正确的位置,如手指呈半屈曲位,双足与小腿保持垂直等。

六、脑卒中的预防与护理

·什么是脑卒中的三级预防？·

李大爷出院时给他开了一堆出院医嘱:嘱患者长期口服阿司匹林抗血小板聚集,阿托伐他汀钙片调脂固斑,另予控制血压、血糖;适当进行肢体功能锻炼,戒烟酒,清淡饮食为主,保持良好情绪……目的就是预防脑卒中的再次发生,称为二级预防。脑卒中预防分为一级预防、二级预防和三级预防。

1. 一级预防 又称为病因预防,是指控制致病因素,达到预防疾病发生的目的。有效的预防能够降低脑卒中的发生,从而减轻社会和家庭的负担。

（1）控制危险因素,改善生活方式:所有患有高血压的脑卒中患者都应该尝试通过改变生活方式来控制血压,保持足够的睡眠,参加力所能及的工作、体力劳动和体育锻炼。注意饮食调节,以低盐、低动物脂肪饮食为宜,并避免食用富含胆固醇的食物。肥胖者适当控制食量和总热量,适当减轻体重,不吸烟。如果通过改善生活方式不能控制,需及时采取药物治疗。

（2）药物治疗:主要是针对基础疾病进行药物治疗,如高脂血症予降血脂治疗,心房颤动予抗凝治疗,糖尿病予控制血糖治疗等,涉及各个系统疾病的治疗。由于高血压、糖尿病、高脂血症、心房颤动等疾病是脑卒中最常见的危险因素,降压、降糖、降脂、抗凝的药物治疗贯穿整个脑卒中的各级预防。

2. 二级预防　是指对已经发生脑卒中的患者,进行一系列可以改善症状、预防脑卒中再次发作、降低病死率、降低致残率的方法。坚持、坚持、再坚持是重要原则,主要措施包括改变生活方式及药物控制。一般在急性脑卒中病情稳定后就应该积极启动二级预防,所以急性脑卒中(特别是急性缺血性脑卒中)的治疗和二级预防有很多重合之处。

(1)控制危险因素,改善生活方式:同一级预防。

(2)药物治疗:在一级预防用药的基础上,加上抗血小板聚集和降脂稳定斑块治疗。由于阿司匹林在二级预防中的有效性、廉价性、安全性的特点,成为最广泛的二级预防一线抗血小板药物。

3. 三级预防　是指对疾病造成的残疾积极开展功能康复锻炼,同时避免原发病的复发。三级预防的目标是促进功能恢复、提高生存质量、降低病死率,主要措施是康复治疗。

康复治疗:对于脑卒中后出现肢体、言语后遗症的患者,通过康复锻炼,必要时进行心理辅导,促进身心各方面康复,使其恢复劳动力,争取病而不残或残而不废,保存其创造经济价值和社会价值的能力。康复治疗包括功能康复、心理康复、社会康复和职业康复。

简而言之,脑卒中的各级预防总结起来就是未病先防、既病防变。

· 如何对长期卧床的脑卒中患者进行正确拍背? ·

李大爷因肌力较可,早期康复,卧床时间不多。而临床上有很多脑卒中患者可能长期卧床,定期地翻身、拍背能够有效预防压疮、坠积性肺炎的发生。

拍背看似简单,实则需要掌握一定的技巧,正确的拍背不但可以振动肺部,使肺部痰液从小气道排到大气道,再通过咳嗽排除;还能改善血液循环,提高机体免疫力,减少感染发生。正确的拍背方法需要注意以下几点。

1. 患者的体位　尽量使患者采取坐位,如果体力不支,可使患者侧卧位,拍打一段时间后在再转向另一侧卧位,绝对不能让患者趴在床上进行拍背,这样会影响患者的心脏和呼吸,也不利于痰液排出。

2. 拍背的部位　拍背时把肩胛骨下端以下2 cm作为最下缘,从上往下,从两边向中间拍。如果拍打的位置偏下,可能会拍到肾区位置,导致患者双肾区疼痛。拍背时需要注意观察患者的一般情况,防止意外,如果患者神志清醒,要鼓励配合咳嗽,使得痰液能够排出。

3. 拍背的手法　拍背的手一定要成空心状,即人们常说的空心掌,一只手扶着患者肩部,另一只手空心掌拍背,要使用手腕发力,连续、轻重适宜地进行拍打。拍背次数视情况而定,一般1天拍背3次比较适合。

・脑卒中患者家属应该如何帮助患者?・

脑卒中后,患者家属在患者日常生活和康复中起到至关重要的作用,但很多家属从未经历过此事,显得彷徨无措,不知道应该从何做起。确实,正确而有效的做法,能起到事半功倍的作用。

1. 改造生活环境　对居住环境进行改造,使患者方便、防止跌倒,如在卫生间、客厅走道安装扶手,地板防滑等,还有一些生活用品的改造,如在吃饭的勺子上加一个软把手,可以套在手上,这样解放手指,不用太过精细的动作就可以自己进食了。上海部分社区与残疾人联合会合作,可帮助脑卒中后影响生活能力的患者家庭进行改装,所以家属可以试着向所在街道居委会申请帮助。

2. 帮助患者树立信心　脑卒中后的患者,因为生活能力的部分丧失,几乎都会出现抑郁的情绪,影响患者的生活质量,家庭和睦。所以,一定要帮助患者树立信心,帮助患者走出家门,融入社会,参加社会活动,以增强沟通,培养兴趣。

3. 学会认识再次脑卒中的表现　脑卒中患者再次发生脑卒中的概率是没有发生脑卒中的人的3倍以上。家属应该学习认识再次脑卒中的表现,及时拨打"120"至有条件的医院进行治疗。

· 如何帮助长期卧床的脑卒中患者预防压疮？ ·

长期卧床的脑卒中患者最常见的就是压疮和肺部感染，那如何预防压疮呢？

（1）保持室内空气流通，保持被褥干燥洁净。

（2）经常鼓励或帮助患者翻身，动作要轻。不能翻身的患者，在帮助翻身时避免生拉硬拽、推动的动作，以免损伤肌肉、擦伤皮肤。

（3）在骨性凸起、缺乏肌肉和脂肪保护的部分，如肩胛部、尾骶部、髋部、膝关节内外侧、足跟等部位的皮肤垫上气垫，有条件的情况下使用气垫床。

（4）保持皮肤的干燥，注意温度的调节，避免大量出汗，及时擦干汗液。有条件者可进行局部的按摩，帮助血液循环。

（5）注意营养补充，多食用优质蛋白质，预防营养不良、低蛋白血症，限制钠盐的摄入，防止水肿。

七、关于脑卒中的中医知识

· "脑卒中"的中医源流是什么？ ·

"脑卒中"是现代医学的专业名词，是国家名词委规范用词。老百姓习惯把"脑卒中"叫"中风"，"中风"这个词就是从中医来的。2 000多年前，中医就有对于脑卒中导致的偏瘫、言语含糊这样症状的描述，著名的《黄帝内经》就有相关记载，那时不叫"中风"，也不叫"脑卒中"，称"偏枯"，主要症状是半边肢体无力，还伴有疼痛，而言语清晰、头脑清醒的情况。

到了唐代，著名医家孙思邈，在其书中也记载了有人出现不能说话、手脚无力的症状，他把这种疾病叫"风痱"。另外记载一种"狼退病"，主要表现为半身不遂、言语含糊，主要的原因是患者不知好好养护自己，长此以往，得了此病。

到了宋代，已清楚描述"脑卒中"的大部分典型临床表现——言语含糊、言语不力、失语、麻木、偏瘫、头晕、口眼歪斜等症状。陈无铎把脑卒中分为中经络和中脏腑（那时病名开始叫"中风"，但"中风"

并没有专门代指"脑卒中",当时有一种汗出、怕风、怕冷的发热病也被称为"中风")。

直到明清时期,逐渐将具有"突然倒地,遗留有偏瘫,或四肢瘫痪,或昏迷,或者出现了生命危险,甚至死亡"的症状统一称为"中风"。明代张景岳也描述了一种"小中风",症状是头晕眼花,视物缺失,休息片刻即可,与如今的短暂性脑缺血发作相似。近代鸦片战争后,西方医学在我国发展迅速,中医界提出了中西医学融会贯通的主张,对"中风"的定义基本局限于"脑卒中"。

· 中医对"脑卒中"的分类是什么?·

"脑卒中"病主要有两种类型。一种是出血型,称为"出血性脑卒中";另一种是因脑血管堵塞造成脑梗死,称为"缺血性脑卒中"。"缺血性脑卒中"占"脑卒中"病的70%～80%,所以临床上常见的是"缺血性脑卒中"。

"脑卒中"按病情轻重可分为两大类,病情较轻的称为"中经络",不伴有意识障碍,病情重的称为"中脏腑","中脏腑"者神昏不醒,病死率高,但这两者可互相转化。总之,"脑卒中"患者如意识不清是病重的表现。

· "脑卒中"的病机与辨证是什么?·

"脑卒中"的病因繁多,每个医家的认识也不尽相同。随着现代医学的发展,现代中医大致认为"脑卒中"的病机有以下几种。

1. 痰瘀阻滞　现代人与古人的区别主要在饮食及劳作两个方面,古人食物较为匮乏,只有富人才能享用大量的肉食及精致食物,而现代人在饮食方面往往以肉食居多,主食也以精细的米面为主,中医认为肉食过多易生痰湿,精细的食物会使脾胃的功能减退,从而痰湿内生。古人多以体力劳动为主,而现代人往往运动不足,特别是一些肥胖的人,俗话说"生命在于运动",中医也认为适当的运动可以生发阳气,促进行血。过多地进食肥甘厚味可导致痰浊内生,活动不足气血运行缓慢,日久瘀阻经络,从而导致"脑卒中"。现代的人多有高血脂、动脉粥样硬化等疾病,也是同样的原因。还有一些其他的疾病,如糖尿病、痛风等都属于瘀阻类的疾病,日久影响血脉,也会导致"脑卒中"。

2. 气机郁遏 人体的生理功能是由气血运动实现的,现代社会,生活节奏快,人际关系复杂,导致精神压力较大,情绪不舒畅。中医认为和情绪关系最大的脏腑是"肝",同时"肝"和整个人体的气机活动有密切的关系,情志不畅导致肝气不能畅达,肝气不畅则整个气机运动都受到影响,气行则血行,气滞则血瘀,所以很多"脑卒中"会在情绪激动的时候发生,也是这个原因。

3. 脏腑亏虚 随着年龄的增长,身体的各项功能也会逐渐地衰退;或者因感受外邪等导致某个脏腑的功能异常,这些都属于中医所说的"虚"。人体的气血运行依靠各个脏腑的功能调节,一旦脏腑亏虚了,必然导致气血运行的异常,经脉出现瘀阻则导致"脑卒中"的发病,以前"脑卒中"多为中老年人,近年来有逐渐年轻化的趋势,这与现代人不懂得正确的养生之道有关。

·中医对"脑卒中"的治疗是什么?·

发现"脑卒中"症状时应尽快送至医院救治,由于"脑卒中"病的病机复杂,证候变化较快,应在专科医生指导下采取个体化的综合治疗,提倡康复措施早期介入。

中医对"脑卒中"的各个阶段都有其不同的治疗方案。

1. 急性期(0～14天) 此阶段一般配合西医共同治疗,根据辨证论治,给予静脉输注中药针剂、口服中成药或汤药等治疗,还可以采用中药灌肠、熏洗或熏蒸、针灸、推拿等治疗方法。

脑卒中急性期以实证表现突出,故当急则治其标,如采用醒脑开窍、平肝息风、清热化痰、通腑逐痰、活血通络等治疗方法。

2. 恢复期(15天～6个月) 发病14天后,病情趋于平稳,辨证需考虑患者本身正气不足,兼有痰瘀阻络,故多选用益气活血、化痰通络方药。

过了急性期后,患者的中医证型会发生变化,整体情况会趋于平缓,此时不建议继续输液治疗,宜选用中药汤剂、丸散剂、中成药口服,缓缓调补。针灸、推拿等可继续进行。

可能很多人认为中药药浴、熏洗、中医推拿只是一种保健方法,其实它们是"脑卒中"康复过程中十分重要的环节。循经推拿可缓解肌肉痉挛引起的疼痛,改善关节粘连,降低肌张力。中药外用同样具有温经活血、通络逐瘀的作用,因为直接作用在局部,可以减轻脑卒中后关节疼痛、肢体肿胀。

·中医对"脑卒中"先兆的认识是什么?·

中医对"脑卒中"先兆的论述最早在金代出现,历代中医对"脑卒中"发病先兆进行了认真、细致的观察。大致可分为以下几种症状。

1. 手脚麻木、肌肉跳动　如出现手脚或手指、足趾的麻木或者发冷,身体肌肉莫名跳动,需要当心是脑卒中先兆。

2. 头晕目眩,视物不清　突然出现的短暂的头晕,视物模糊,甚至眼前发黑,或者视物旋转,视物成双,站立不稳,可能是脑卒中先兆。

3. 口角歪斜,眼大眼小　突然发现面部不对称,一侧面部有麻木感,表情动作不灵活或眼睛大小不一,眼皮抬不上去等需要注意是脑卒中先兆。

4. 记性变差,言语错乱　突然记忆力减退,前言不搭后语,或者性格脾气改变,也可能是脑卒中先兆。

一旦出现脑卒中先兆,应及早找专科医生检查治疗,治疗及时,这些症状可以完全缓解,如果不重视而拖延成为真的"脑卒中",可能会留下或多或少的后遗症,这是医患双方都不愿意看到的情况。

·中医对"脑卒中"预防的认识是什么?·

中医认为,"脑卒中"发病源于本身的正气不足。李东垣在《医学发明》中指"脑卒中"不是由感受了外面的邪气导致,是自身体虚才发病,一个人一旦过了40岁,身体气血就开始衰弱,一般这种病在气血衰弱之后出现,气血旺盛时不太出现,也有表面看起来壮实的人出现"脑卒中",那是这个人看起来壮实,但是内在气血其实衰弱。而现代社会,"脑卒中"发作逐渐年轻化,也是因为现代人的生活方式很多和中医养生背道而驰,导致人体的正气过早耗散,从而发病。

1. 顺应自然　中医讲究天人相应,强调生活起居要适应自然规律。一年四季不同,每个时节的养生方法也不同,"春夏养阳(气),秋冬养阴(液)",保持阴阳、气血平衡。

2. 调畅情志　脑卒中的发病与人的情绪密切相关,特别是性格暴躁、容易生气的人易发生"脑卒中"。故而调养情志是预防脑卒中、保健身体的重要方法。如果情志不能调达,也会影响到人体的气机运化,导致气机失调,气滞而血瘀,就算再怎么吃药也是徒劳的。

3. 节制饮食　古代著名医家刘河间提出:肥胖的人,他的皮肤肌理细密,但是气血不够通畅,再加上多吃肥腻的东西,产生内热,便很容易发生"脑卒中"。"肥人"怎么来的呢? 认为是久食膏粱厚味,不事劳作,导致气血衰弱而成"肥人"。因此,清淡饮食、控制体重,对预防脑卒中非常重要。

4. 劳逸结合　百岁老人孙思邈说过,疾病所以产生,很多是由于过度劳累,并且把劳累细分成五种情况,分别为志劳、思劳、心劳、忧劳、疲劳。过度劳累易导致脑卒中发生,包括身体的劳累和精神的劳累。近年来也听到很多年轻的精英突发心脑血管病死亡,这些人本身身体健康,但是工作压力很大,过劳导致身体虚损从而发病。而太过安逸的人从中医角度来说属于阳气不能振奋,日久可能出现气虚,气虚之人痰湿容易停滞,从而发病。

借用一下明代医家薛立斋总结预防脑卒中的原则:要预防中风,就要调养气血,节制饮食,清心寡欲。说明要注意饮食、生活,消除过分的喜悦、愤怒、担忧、焦虑、悲伤、恐惧和惊吓等,学会自我修养和自我控制,使突然袭击的诱因冲动化为平静,不致引起病情的突变。

·什么是"慎起居、节饮食、畅情志"？·

相信很多看过中医的人都会发现，医生最后会写一句慎起居、节饮食、畅情志。由于：①饮食不节，过食肥甘厚味，导致痰浊内生，瘀阻经络。②情志不畅致肝气不能条达，气机受滞，血瘀脉络。③作息失调，起居失度，气血亏损，体虚感邪。所以慎起居、节饮食、畅情志对于预防"脑卒中"和促进脑卒中后恢复有重要的意义。

那么什么是慎起居、节饮食、畅情志呢？我们详细分析一下。

1. 慎起居　中医认为一年四季气候不同，起居的时间也应不同，如果违背了自然规律，会影响人体的阴阳平衡，具体来说，春夏天应该晚睡早起，秋天应该早睡早起，冬天应该早睡晚起。这里的早和晚都是相对日出日落而言，应该与自然相协调。

起居方面还要注意衣物的穿脱，冬春是"脑卒中"的易发季节，冬天天气寒冷，而初春气候乍暖还寒，血管功能调节容易出问题，所以俗话说"春捂秋冻"，冬天要穿暖，春天不宜过早减衣。到了春秋季节，气候适宜，此时应适当增加户外运动，或者外出郊游；天气炎热的时候，需注意避免室外暴晒，多饮水。现在几乎每家都有了空调，夏天使用空调时需注意通风，保持室内空气流通，老年人不宜长时间开空调，空调温度应比年轻人适当高几度，以防进出室外时温差过大导致血管功能调节异常。

2. 节饮食　一般饮食有几个大的原则：食不宜饱、粗精搭配、低盐低脂、适量饮水、少食生冷。根据不同危险因素，在饮食的适宜和禁忌上有稍许不同。

（1）糖尿病饮食：糖尿病患者的饮食，首先要做到定时定量饮食。至于是一日三餐还是少食多餐，取决于各自的血糖控制水平，选择适合自己的饮食方法，但糖尿病患者一日至少进食三餐。进食量要根据身高、体重、活动情况及具体病情来确定。

1）膳食纤维：相对多吃点含膳食纤维比较多的食物，这样有助于预防和治疗肥胖、糖尿病和心血管疾病。一般来说，杂粮、蔬菜水果、豆类含膳食纤维比较高，麦麸、二合面、三合面（玉米面、黄豆面、白面）以及糙米含糖量都比较低。有一点要提醒糖尿病患者，任何主食都忌打成粉或者煮粥食用，因为这样会导致血糖快速上升。

2）平衡膳食：品种可多样化，每天换着吃，这样能满足人们对能量及各种营养素的需求。每天必须摄入这四大类食物：谷薯类、蔬菜水果类、肉蛋鱼豆类、油脂类。患者可根据需要摄入的总热量和平衡膳食种类，安排各种食物，但数量要合理，且糖尿病患者的平衡膳食热量应比正常人低。

3）适量水果：一般糖尿病患者可能出现两个误区：①水果含糖量太高不能吃；②含糖量低的水果随便吃。一个未免矫枉过正，一个又太肆无忌惮。一般情况下，不吃水果血糖都不能控制的人，那水果就不要吃了。如果血糖控制较好，那可以适量吃一点，选择吃水果的时间可以在两餐中间或睡觉前。如果要吃水果，一般三餐的主食需要适当减量，根据血糖的控制情况决定水果的量。像黄瓜、番茄、猕猴桃含糖量很低。

4）吃优质蛋白质：一般可以选择鱼、瘦肉、牛奶、鸡蛋，这些都是含有优质蛋白质的食物。像肥肉、动物内脏、蛋黄、鱼籽、蟹黄尽量不要吃，胆固醇含量太高。

5）少吃盐：少吃盐可以有效降低2型糖尿病患者的血压，一般提倡每人每天摄入食盐量小于6 g，另外，有些"隐形盐"也要注意少吃，像味精、酱油、咸菜、卤菜、罐头肉、话梅、果脯、肉干等。

6）多饮水，少喝酒：长期饮酒，对肝脏有损害，容易导致高脂血症，严重者对脑组织也有损伤。此外，酒精可能诱发应用磺脲类或胰岛素治疗的患者发生低血糖。

（2）高脂血症饮食：高脂血症治疗首先就是通过饮食控制，饮食控制没有效果或者不能坚持的患者，只能使用药物。在服用降脂药物同时，也应注意饮食控制，两者结合，才能有理想的成果。饮食注意以下原则：

1）减少脂肪的摄入：基本原则是少吃动物油，尽量吃植物油，控制油量摄入。

2）限制胆固醇的摄入量：胆固醇不可缺，多了就是祸，一般像动物内脏、蛋黄、蟹黄这类食品控制到尽量少。一些植物中含有的植物固醇对降低胆固醇有一定作用，像大豆就含有比较高的植物固醇，没有痛风或者肾功能正常的话可以多吃点豆制品。

3）少吃糖：糖不但可以使血糖升高，还可以使三酰甘油升高。所以高脂血症患者和糖尿病患者都要少吃糖。

4）适量瓜果蔬菜：瓜果蔬菜中含有丰富维生素C和纤维素，对于降脂有一定的帮助。

5）戒酒：酒对胆固醇和三酰甘油的生成都有推动作用，导致血脂升高。

（3）高血压饮食

1）少吃盐：吃盐太多，会增加心脏的负担，容易损伤血管内膜；使得血管腔狭窄，血压升高；并可以使血压变化不稳定，也可能是导致老年高血压患者发生脑卒中的原因之一。所以世界卫生组织提出，正常人1天的食盐摄入量不超过6 g，如果患有心脑血管疾病者1天的食盐摄入量不超过5 g，甚至需要更低。

2）少吃油：减少食用肥腻食物，控制用油量，烹调食物尽量采取多种方法，中华烹饪的做法多种多样，溜、焖、烧、汆、蒸、炸、酥、烩等，可以每天换着来，不一定都要炒菜、油炸。一般每个人1天的用油量不超过25 g为宜，大致就是小瓷勺4小勺量。

3）少喝酒：长期过量饮酒可能引起血压升高。高度数的白酒不但会引起血管收缩，导致高血压，还会引起消化道溃疡、肝功能受损等一系列问题。少量酒精度低的酒可能对血管扩张有一定帮助，目前尚有争议，饮酒之人建议饮少量发酵酒，主要是红酒、黄酒、啤酒等，不饮酒的人不建议因为听闻"少量饮酒能预防脑卒中"而饮酒。

4）合理摄入钾钙镁：适量的钾有利于降低血压。含钾高的食物有许多，蔬菜、水果里含量较多，如紫菜、菠菜、鲜枣、猕猴桃、刺梨、沙棘、黑加仑等。适量补充钙和镁也对降血压有一定帮助,含钙较多的有牛奶、奶酪、鸡蛋、豆制品、海带、紫菜、虾皮、芝麻、山楂、海鱼、蔬菜等。含镁食物有谷类如小米、玉米、荞麦面、高粱面、燕麦、通心粉、烤马铃薯,豆类如黄豆、黑豆、蚕豆、豌豆、豇豆、豆腐,蔬菜如冬菜、苋菜、辣椒、蘑菇,水果如杨桃、桂圆、核桃仁等。

5)吃点杂粮蔬果:膳食纤维可以减少肠道对脂肪的吸收,对调节血压也有一定的帮助。一般蔬菜水果、粗粮杂粮、豆类及菌藻类食物中富含膳食纤维。

3. 畅情志 人有七情,喜怒忧思悲恐惊,过则伤人。长期精神紧张、情绪波动,容易使神经体液调节功能紊乱,引起心脑血液循环紊乱,从而诱发脑卒中。情绪激动,会使心率、血压升高,如果动脉血管弹性减退,则很可能出现出血性脑卒中。脑卒中后,在器质性损害和精神的相互作用下,容易出现脑卒中后抑郁。当人长期情绪不佳,也会影响身体的功能。所以,保持乐观、开朗、愉悦的心情对脑卒中的预防也具有积极的作用。

如何舒畅情志,视个人修养而论,常见的方法有以下几点。

(1)"移情别恋"法:当一个人情绪不佳时,往往会钻牛角尖,通过一定的方法和措施转移自己的注意力,以避免不良情绪刺激。比如说培养兴趣爱好,看书、画画、弹琴、下棋、遛狗、锻炼等都可以转移注意力,所谓"七情之病者,看书解闷,听曲消愁,有胜于服药者"。也可以通过改变环境转移注意力,比如外出旅游或锻炼,外界的刺激容易让人产生相应的情绪,比如看到大海会觉得心胸宽广,登高远望会让人视野开阔,看到溪水会觉得心灵纯净,仿佛受到洗涤,蓝天白云、鸟语花香的大自然容易使人陶醉,以舒畅情怀,忘却烦恼。

(2)"望梅止渴"法:《世说新语》有一个著名的暗示疗法,即曹操带兵作战时,大军长途跋涉,路途中找不到打水的地方,众将士都口渴难耐。曹操指着前面一个地方说:"我记得前面就有一大片梅子林,结了很多梅子,酸甜可口,最是解渴。"士兵们听后,都流出口水,暂时不口渴了，最后终于到达了前方有水源的地方。"望梅止渴"就是通过心理暗示影响人体生理功能的例子。积极向上的心情可以使人的功能处于活跃状态，增加新陈代谢，改善身体功能。

（3）"适可而止"法：凡事"过犹不及"，所谓"欲有情，情有节，圣人修节以止欲，故不过行其情也"。通过节制调和情感，防止七情过激，能够使心理平衡，从而达到身心健康。著名的清代学者李密庵所著《半半歌》写出了此中三昧。

看破浮生过半，半之受用无边。半中岁月尽幽闲，半里乾坤宽展。
半郭半乡村舍，半山半水田园。半耕半读半经廛，半士半姻民眷。
半雅半粗器具，半华半实庭轩。衾裳半素半轻鲜，肴馔半丰半俭。
童仆半能半拙，妻儿半朴半贤。心情半佛半神仙，姓字半藏半显。
一半还之天地，让将一半人间，半思后代与沧田，半想阎罗怎见。
酒饮半酣正好，花开半时偏妍。帆张半扇免翻颠，马放半缰稳便。
半少却饶滋味，半多反厌纠缠。百年苦乐半相参，会占便宜只半。

（4）"大禹治水"法："大禹治水，堵不如疏"，人生不是一帆风顺的，有高潮和低谷，所以不可能心情都是喜悦的。当一个人在生活或工作中受到挫折或打击后，无法将受到的委屈或不满表现出来，只好压抑负面情绪。长期地积郁不良情绪在心中，就像用"堵"的方法整治洪水，一旦超过这个限度，就会泛滥，人也是这样，一旦超过这个限度，就会导致疾病。在适当的地方，用解放天性的方式合理地发泄情绪也是一种可行的手段，能够防止不良情绪对人体的危害。哭是一种宣泄的方法，从科学的观点看，哭是自我心理保护的一种措施，能够宣泄不良情绪产生的负面能量，调节机体的平衡，很多人哭过一场后，很多负面的情绪都会减轻不少。但是所谓过犹不及，《红楼梦》中林黛玉那样不停地哭就不可取了。

倾诉也是治疗心理疾病的一种方法。心理学家指出，倾诉可以调整人的情绪，协调人体各个器官的功能。尤其在巨大压力和苦闷中，通过倾诉可以使情绪得到缓解，这就是倾诉的作用。同样是过犹不及，如果逢人就絮叨，大倒苦水，就类似鲁迅笔下的祥林嫂了。

附　录

附录一　脑卒中常见评分表

美国国立卫生院神经功能缺损评分（NIHSS）

	检　查	评　分	得分
1a	意识水平： 即使不能全面评价（如气管插管、语言障碍、气管创伤、绷带包扎等），检查者也必须选择1个反应。只在患者对有害刺激无反应时（不是反射），方记录3分	0＝清醒，反应敏锐 1＝嗜睡，最小刺激能唤醒患者完成指令、回答问题或有反应 2＝昏睡或反应迟钝，需要强烈反复刺激或疼痛刺激才能有非固定模式的反应 3＝仅有反射活动或自发反应，或完全没反应、软瘫、无反应	
1b	意识水平提问：（仅对最初回答评分，检查者不要提示） 询问月份，年龄。回答必须正确，不能大致正常。失语和昏迷者不能理解问题记2分，患者因气管插管、气管创伤、严重构音障碍、语言障碍或其他任何原因不能说话者（非失语所致）记1分	0＝都正确 1＝正确回答一个 2＝两个都不正确或不能说	
1c	意识水平指令： 要求睁眼、闭眼；非瘫痪手握拳、张手。若双手不能检查，用另一个指令（伸舌）。	0＝都正确 1＝正确完成一个 2＝都不正确	

检　　查	评　　分	得分
仅对最初的反应评分,有明确努力但未完成也给评分。若对指令无反应,用动作示意,然后记录评分。对创伤、截肢或其他生理缺陷者,应给予一个适宜的指令		
2 凝视: 只测试水平眼球运动。对自主或反射性(眼头)眼球运动记分。若眼球侧视能被自主或反射性活动纠正,记录1分。若为孤立性外周神经麻痹(Ⅲ、Ⅳ、Ⅴ),记1分。在失语患者中,凝视是可测试的。对眼球创伤、绷带包扎、盲人或有视觉或视野疾病的患者,由检查者选择一种反射性运动来测试。建立与眼球的联系,然后从一侧向另一侧运动,偶尔能发现凝视麻痹	0 = 正常 1 = 部分凝视麻痹(单眼或双眼凝视异常,但无被动凝视或完全凝视麻痹) 2 = 被动凝视或完全凝视麻痹(不能被眼头动作克服)	
3 视野: 用手指数或视威胁方法检测上、下象限视野。如果患者能看到侧面的手指,记录正常。如果单眼盲或眼球摘除,检查另一只眼。明确的非对称盲(包括象限盲)记1分。患者全盲(任何原因)记3分,同时刺激双眼。若患者濒临死亡记1分,结果用于回答问题11	0 = 无视野缺失 1 = 部分偏盲 2 = 完全偏盲 3 = 双侧偏盲(全盲,包括皮质盲)	
4 面瘫: 言语指令或动作示意,要求患者示齿、扬眉和闭眼。对反应差或不能理解的患者,根据有害刺激时表情的对称情况评分。有面部创伤/绷带、经口气管插管、胶布或其他物理障碍影响面部检查时,应尽可能移至可评估状态	0 = 正常 1 = 最小(鼻唇沟变平、微笑时不对称) 2 = 部分(下面部完全或几乎完全瘫痪,中枢性瘫) 3 = 完全(单或双侧瘫痪,上下面部缺乏运动,周围性瘫)	
5 上肢运动: 上肢伸展:坐位90°,卧位45°。要求坚持10秒;对失语的患者用语言或动作鼓励,不用有害刺激。评定者可以抬起患者的上肢到要求的位置,鼓励患者坚持。仅评定患侧	0 = 上肢于要求位置坚持10秒,无下落 1 = 上肢能抬起,但不能维持10秒,下落时不撞击床或其他支持物 2 = 能对抗一些重力,但上肢不能达到或维持坐位90°或卧位	

续　表

检　　查	评　　分	得分
	45°,较快下落到床 3＝不能抗重力,上肢快速下落 4＝无运动 9＝截肢或关节融合 解释:(5a 左上肢　5b 右上肢)	
6 下肢运动: 下肢卧位抬高30°,坚持5秒钟;对失语的患者用语言或动作鼓励,不用有害刺激。评定者可以抬起患者的下肢到要求的位置,鼓励患者坚持。仅评定患侧	0＝于要求位置坚持5秒,不下落 1＝在5秒末下落,不撞击床 2＝5秒内较快下落到床上,但可抗重力 3＝快速落下,不能抗重力 4＝无运动 9＝截肢或关节融合 解释:(6a 左下肢　6b 右下肢)	
7 共济失调: 目的是发现双侧小脑病变的迹象。实验时双眼睁开,若有视觉缺损,应确保实验在无缺损视野内进行。双侧指鼻、跟膝胫试验,共济失调与无力明显不呈比例时记分。如患者不能理解或肢体瘫痪不记分。盲人用伸展的上肢摸鼻。若为截肢或关节融合,记录9分,并解释清楚	0＝没有共济失调 1＝一侧肢体有 2＝两侧肢体均有 如有共济失调: 9＝截肢或关节融合,解释: 左上肢　1＝是　2＝否 9＝截肢或关节融合,解释: 右上肢　1＝是　2＝否 9＝截肢或关节融合,解释: 左下肢　1＝是　2＝否 9＝截肢或关节融合,解释: 右下肢　1＝是　2＝否	
8 感觉: 用针检查。测试时,用针尖刺激和撤除刺激观察昏迷或失语患者的感觉和表情。只对与卒中有关的感觉缺失评分。偏身感觉丧失者需要精确检查,应测试身体多处部位:上肢(不包括手)、下肢、躯干、面部。严重或完全感觉缺失,记2分。昏迷或失语者可记1或0分。脑干卒中双侧感觉缺失记2分。无反应及四肢瘫痪者,昏迷患者记2分。昏迷患者(1a＝3)记2分	0＝正常,没有感觉缺失 1＝轻到中度,患侧针刺感不明显或为钝性或仅有触觉 2＝严重到完全感觉缺失,面、上肢、下肢无触觉	

续 表

	检　查	评　分	得分
9	语言： 命名、阅读测试。要求患者叫出物品名称、读所列句子。从患者的反应以及一般神经系统检查中对指令的反应判断理解能力。若视觉缺损干扰测试，可让患者识别放在手上的物品，重复和发音。气管插管者手写回答。昏迷患者(1a=3),3分。给恍惚或不合作者选择一个记分，但3分仅给哑人或一点都不执行指令的人	0＝正常,无失语 1＝轻到中度：流利程度和理解能力有一些缺损，但表达无明显受限 2＝严重失语，交流是通过患者破碎的语言表达，听者须推理、询问、猜测，能交换的信息范围有限，检查者感交流困难 3＝哑或完全失语，不能讲或不能理解	
10	构音障碍： 不要告诉患者为什么做测试。 读或重复附表上的单词。若患者有严重的失语，评估自发语言时发音的清晰度。若患者气管插管或其他物理障碍不能讲话,记9分。同时注明原因	0＝正常 1＝轻到中度，至少有一些发音不清，虽有困难，但能被理解 2＝言语不清，不能被理解 9＝气管插管或其他物理障碍 解释：	
11	忽视症： 若患者严重视觉缺失影响双侧视觉的同时检查，皮肤刺激正常，则记分为正常。若患者失语，但确实表现为关注双侧,记分正常。通过检验患者对左右侧同时发生的皮肤感觉和视觉刺激的识别能力来判断患者是否有忽视。把标准图显示给患者，要求他来描述。医生鼓励患者仔细看图，识别图中左右侧的特征。如果患者不能识别一侧图的部分内容，则定为异常。然后，医生请患者闭眼，分别测上或下肢针刺觉来检查双侧皮肤感觉。若患者有一侧感觉忽略则为异常	0＝没有忽视症 1＝视、触、听、空间觉或个人的忽视；或对任何一种感觉的双侧同时刺激消失 2＝严重的偏身忽视；超过一种形式的偏身忽视；不认识自己的手，只对一侧空间定位	

1. 总分：_____
2. 评定标准

　　评分范围0～42分,分数越高,神经受损越严重。

抑郁自评量表（SDS）

姓名：_____ 性别：_____ 年龄：_____ 诊断：_____

评定项目	没有或很少时间	小部分时间	相当多时间	绝大部分或全部时间
1. 我觉得闷闷不乐,情绪低沉	1	2	3	4
2. 我觉得一天之中早晨最好	4	3	2	1
3. 我一阵阵哭出来或觉得想哭	1	2	3	4
4. 我晚上睡眠不好	1	2	3	4
5. 我吃的跟平常一样多	4	3	2	1
6. 我与异性密切接触时和以往一样感到愉快	4	3	2	1
7. 我发觉我的体重在下降	1	2	3	4
8. 我有便秘的苦恼	1	2	3	4
9. 我心跳比平时快	1	2	3	4
10. 我无缘无故感到疲乏	1	2	3	4
11. 我的头脑跟平常一样清楚	4	3	2	1
12. 我觉得经常做的事并没有困难	4	3	2	1
13. 我觉得不安而平静不下来	1	2	3	4
14. 我对将来抱有希望	4	3	2	1
15. 我比平常容易生气激动	1	2	3	4
16. 我觉得做出决定是容易的	4	3	2	1
17. 我觉得自己是个有用的人,有人需要我	4	3	2	1
18. 我的生活过得很有意思	4	3	2	1
19. 我认为如果我死了别人会生活得更好些	1	2	3	4
20. 平常感兴趣的事我仍然照样感兴趣	4	3	2	1

1. 总分：_____　　　T分：_____

2. 评定标准

（1）评定采用1～4分制记分，评定时间为过去一周内（各选项的含义分别是：没有或很少时间，过去一周内，出现这类情况的日子不超过1天；小部分时间，过去一周内，有1～2天有过这类情况；相当多时间，过去一周内，3～4天有过这类情况；绝大部分或全部时间，过去一周内，有5～7天有过这类情况）。

（2）把各题的得分相加为粗分，粗分乘以1.25，四舍五入取整数，即得到标准分。

（3）抑郁评定的临界值为T = 50分。分数越高，抑郁倾向越明显。低于50分，没有抑郁的烦恼；超过50分，需要引起注意；超过60分，应该及时拜访心理医生，进行治疗。

焦虑自评量表（SAS）

填表注意事项：下面有20条文字（括号中为症状名称），请仔细阅读每一条，把意思弄明白，每一条文字后有四级评分，表示：没有或偶尔；有时；经常；总是如此。然后根据您最近一周的实际情况，在分数栏1～4分适当的分数下划"√"。

1. 我觉得比平时容易紧张和着急（焦虑）	1	2	3	4
2. 我无缘无故地感到害怕（害怕）	1	2	3	4
3. 我容易心里烦乱或觉得惊恐（惊恐）	1	2	3	4
4. 我觉得我可能将要发疯（发疯感）	1	2	3	4
5. 我觉得一切都很好，也不会发生什么不幸（不幸预感）	4	3	2	1
6. 我手脚发抖打颤（手足颤抖）	1	2	3	4
7. 我因为头痛、颈痛和背痛而苦恼（躯体疼痛）	1	2	3	4
8. 我感觉容易衰弱和疲乏（乏力）	1	2	3	4
9. 我觉得心平气和，并且容易安静坐着（静坐不能）	4	3	2	1
10. 我觉得心跳得快（心悸）	1	2	3	4
11. 我因为一阵阵头晕而苦恼（头昏）	1	2	3	4
12. 我有晕倒发作，或觉得要晕倒似的（晕厥感）	1	2	3	4
13. 我呼气吸气都感到很容易（呼吸困难）	4	3	2	1
14. 我手脚麻木和刺痛（手足刺痛）	1	2	3	4
15. 我因胃痛和消化不良而苦恼（胃痛或消化不良）	1	2	3	4
16. 我常常要小便（尿意频数）	1	2	3	4
17. 我的手常常是干燥温暖的（多汗）	4	3	2	1
18. 我脸红发热（面部潮红）	1	2	3	4
19. 我容易入睡并且一夜睡得很好（睡眠障碍）	4	3	2	1
20. 我做恶梦（恶梦）	1	2	3	4

1. 结果

　　原始分：＿＿＿＿　　标准分：＿＿＿＿

2. 评定标准

　（1）评定采用1～4分制记分，评定时间为过去一周内。

　（2）把各题的得分相加为粗分，粗分乘以1.25，四舍五入取整数，即得
　　　 到标准分。

　（3）焦虑评定的标准分的分界值为50分，其中，50～59分为轻度焦虑，
　　　 60～69分为中度，70分以上为重度焦虑。

症状自评量表SCL-90

题　　项	从无(1)	轻度(2)	中度(3)	偏重(4)	严重(5)
1. 头痛	☐	☐	☐	☐	☐
2. 神经过敏,心中不踏实	☐	☐	☐	☐	☐
3. 头脑中有不必要的想法或字句盘旋	☐	☐	☐	☐	☐
4. 头昏或昏倒	☐	☐	☐	☐	☐
5. 对异性的兴趣减退	☐	☐	☐	☐	☐
6. 对旁人责备求全	☐	☐	☐	☐	☐
7. 感到别人能控制你的思想	☐	☐	☐	☐	☐
8. 责怪别人制造麻烦	☐	☐	☐	☐	☐
9. 忘记性大	☐	☐	☐	☐	☐
10. 担心自己的衣饰整齐及仪态的端正	☐	☐	☐	☐	☐
11. 容易烦恼和激动	☐	☐	☐	☐	☐
12. 胸痛	☐	☐	☐	☐	☐
13. 害怕空旷的场所或街道	☐	☐	☐	☐	☐
14. 感到自己的精力下降,活动减慢	☐	☐	☐	☐	☐
15. 想结束自己的生命	☐	☐	☐	☐	☐
16. 听到旁人听不到的声音	☐	☐	☐	☐	☐
17. 发抖	☐	☐	☐	☐	☐
18. 感到大多数人都不可信任	☐	☐	☐	☐	☐
19. 胃口不好	☐	☐	☐	☐	☐
20. 容易哭泣	☐	☐	☐	☐	☐
21. 同异性相处时感到害羞不自在	☐	☐	☐	☐	☐
22. 感到受骗,中了圈套或有人想抓您	☐	☐	☐	☐	☐
23. 无缘无故地突然感到害怕	☐	☐	☐	☐	☐
24. 自己不能控制地大发脾气	☐	☐	☐	☐	☐
25. 怕单独出门	☐	☐	☐	☐	☐
26. 经常责怪自己	☐	☐	☐	☐	☐

题　　　项	从无(1)	轻度(2)	中度(3)	偏重(4)	严重(5)
27. 腰痛	☐	☐	☐	☐	☐
28. 感到难以完成任务	☐	☐	☐	☐	☐
29. 感到孤独	☐	☐	☐	☐	☐
30. 感到苦闷	☐	☐	☐	☐	☐
31. 过分担忧	☐	☐	☐	☐	☐
32. 对事物不感兴趣	☐	☐	☐	☐	☐
33. 感到害怕	☐	☐	☐	☐	☐
34. 我的感情容易受到伤害	☐	☐	☐	☐	☐
35. 旁人能知道您的私下想法	☐	☐	☐	☐	☐
36. 感到别人不理解您不同情您	☐	☐	☐	☐	☐
37. 感到人们对你不友好,不喜欢您	☐	☐	☐	☐	☐
38. 做事必须做得很慢以保证做得正确	☐	☐	☐	☐	☐
39. 心跳得很厉害	☐	☐	☐	☐	☐
40. 恶心或胃部不舒服	☐	☐	☐	☐	☐
41. 感到比不上他人	☐	☐	☐	☐	☐
42. 肌肉酸痛	☐	☐	☐	☐	☐
43. 感到有人在监视您、谈论您	☐	☐	☐	☐	☐
44. 难以入睡	☐	☐	☐	☐	☐
45. 做事必须反复检查	☐	☐	☐	☐	☐
46. 难以作出决定	☐	☐	☐	☐	☐
47. 怕乘电车、公共汽车、地铁或火车	☐	☐	☐	☐	☐
48. 呼吸有困难	☐	☐	☐	☐	☐
49. 一阵阵发冷或发热	☐	☐	☐	☐	☐
50. 因为感到害怕而避开某些东西、场合或活动	☐	☐	☐	☐	☐
51. 脑子变空了	☐	☐	☐	☐	☐
52. 身体发麻或刺痛	☐	☐	☐	☐	☐

题　　项	从无(1)	轻度(2)	中度(3)	偏重(4)	严重(5)
53. 喉咙有梗塞感	☐	☐	☐	☐	☐
54. 感到对前途没有希望	☐	☐	☐	☐	☐
55. 不能集中注意力	☐	☐	☐	☐	☐
56. 感到身体的某一部分较弱无力	☐	☐	☐	☐	☐
57. 感到紧张或容易紧张	☐	☐	☐	☐	☐
58. 感到手或脚发沉	☐	☐	☐	☐	☐
59. 想到有关死亡的事	☐	☐	☐	☐	☐
60. 吃得太多	☐	☐	☐	☐	☐
61. 当别人看着您或谈论您时感到不自在	☐	☐	☐	☐	☐
62. 有一些不属于您自己的想法	☐	☐	☐	☐	☐
63. 有想打人或伤害他人的冲动	☐	☐	☐	☐	☐
64. 醒得太早	☐	☐	☐	☐	☐
65. 必须反复洗手、点数目或触摸某些东西	☐	☐	☐	☐	☐
66. 睡得不稳不深	☐	☐	☐	☐	☐
67. 有想摔坏或破坏东西的冲动	☐	☐	☐	☐	☐
68. 有一些别人没有的想法或念头	☐	☐	☐	☐	☐
69. 感到对别人神经过敏	☐	☐	☐	☐	☐
70. 在商店或电影院等人多的地方感到不自在	☐	☐	☐	☐	☐
71. 感到任何事情都很难做	☐	☐	☐	☐	☐
72. 一阵阵恐惧或惊恐	☐	☐	☐	☐	☐
73. 感到在公共场合吃东西很不舒服	☐	☐	☐	☐	☐
74. 经常与人争论	☐	☐	☐	☐	☐
75. 单独一人时神经很紧张	☐	☐	☐	☐	☐
76. 别人对您的成绩没有作出恰当的评价	☐	☐	☐	☐	☐

续　表

题　　项	从无(1)	轻度(2)	中度(3)	偏重(4)	严重(5)
77. 即使和别人在一起也感到孤单	□	□	□	□	□
78. 感到坐立不安心神不宁	□	□	□	□	□
79. 感到自己没有什么价值	□	□	□	□	□
80. 感到熟悉的东西变成陌生或不像 是真的	□	□	□	□	□
81. 大叫或摔东西	□	□	□	□	□
82. 害怕会在公共场合昏倒	□	□	□	□	□
83. 感到别人想占您的便宜	□	□	□	□	□
84. 为一些有关"性"的想法而很苦恼	□	□	□	□	□
85. 认为应该因为自己的过错而受到 惩罚	□	□	□	□	□
86. 感到要赶快把事情做完	□	□	□	□	□
87. 感到自己的身体有严重问题	□	□	□	□	□
88. 从未感到和其他人很亲近	□	□	□	□	□
89. 感到自己有罪	□	□	□	□	□
90. 感到自己的脑子有毛病	□	□	□	□	□

1. 总分：_____
2. 结果评定
   （1）躯体化：1，4，12，27，40，42，48，49，52，53，56，58题
   主要反映被试者的身体不适感，包括心血管、胃肠道、呼吸等系统
   的不适和头痛、背痛、肌肉酸痛及焦虑等其他躯体不适表现。
   （2）强迫症状：3，9，10，28，38，45，46，51，55，65题
   主要指那种明知没有必要，但又无法摆脱的无意义的思想、冲动、
   行为等表现，反映临床上的强迫症状群。
   （3）人际关系敏感：6，21，34，36，37，41，61，69，73题
   主要指某些人际的不自在感、自卑感，尤其是在与他人相比较时更
   突出。

（4）忧郁：5，14，15，20，22，26，29，30，31，32，54，71，79题

主要指忧郁苦闷的感情和心境，反映与临床上抑郁症状群相联系的广泛的概念。

（5）焦虑：2，17，23，33，39，57，72，78，80，86题

主要指游离不定的焦虑及惊恐发作，反映临床上明显与焦虑症状相联系的精神症状及体验。

（6）敌对：11，24，63，67，74，81题

主要指恼怒、发脾气和冲动的特征，从思维、情感及行为三个方面来反映患者的敌对表现。

（7）恐怖：13，25，47，50，70，75，82题

主要反映对孤独和公共场合的惧怕。

（8）偏执：8，18，43，68，76，83题

主要指对他人不满和无中生有的程度，反映猜疑和关系妄想。

（9）精神病性：7，16，35，62，77，84，85，87，88，90题

主要反映神经质的强烈程度，其有中幻听、思维播散、被洞悉感等精神分裂样症状项目。

（10）其他项目：19，44，59，60，64，66，89题

主要反映睡眠及饮食等情况。

3. 结果（仅供参考）

总分超过160分，或阳性项目数超过43项，或任一因子分超过2分，可考虑筛查阳性，需要做进一步的检查（也可参考标准分进行分析判断）。应用评价：该量表在国外以广泛应用，在国内也已经应用于临床研究，特别是在精神卫生领域已广泛应用。

4. 计分方式

若选1计1分，选2计2分，选3计3分，选4计4分，选5计5分。将因子各自包含的项目得分分别累计相加，即可得到各个因子的累计得分；将各个因子的累计得分除以其相应的项目数，即可得到各个因子的因子分数——T分数。

格拉斯哥昏迷评分量表（GCS）

项　目	状　　　　态	评　分
睁眼反应	自发睁眼	4
	声音刺激有睁眼反应	3
	疼痛刺激有睁眼反应	2
	任何刺激均无睁眼反应	1
运动反应	可按指令动作	6
	能确定疼痛部位	5
	对疼痛刺激有肢体退缩反应	4
	疼痛刺激时肢体过屈（去大脑皮质）	3
	疼痛刺激时肢体过伸（去大脑皮质）	2
	疼痛刺激时无反应	1
言语反应	对人物、时间、地点等定向问题清楚	5
	对话混淆不清，不能准确回答有关人物、时间、地点等定向问题	4
	言语不流利，但可分辨字意	3
	言语模糊不清，对字意难以分辨	2
	任何刺激均无言语反应	1

评定标准

（1）GCS分数≤8分为昏迷状态，提示重度脑损害；9～12分为中度脑损害；13～15分为轻度脑损害。

（2）最大得分15分，预后最好；最小得分3分，预后最差；8分以上恢复机会较大；3～5分潜在死亡危险，尤其是伴有瞳孔固定或缺乏眼前庭反射者。

附录二 试 验

洼田饮水试验

·检查方法·

患者端坐,喝下30毫升温开水,观察所需时间和呛咳情况。

1级(优)能顺利地1次将水饮下;

2级(良)分2次以上,能不呛咳的咽下;

3级(中)能1次咽下,但有呛咳;

4级(可)分2次以上咽下有呛咳;

5级(差)频繁咳嗽,不能全部咽下。

·评定·

正常:1级,5秒之内;

可疑:1级,5秒以上或2级;

异常:3~5级。

·测试结果·

洼田饮水实验2级以下者可经口进食。3级及以上,说明患者存在吞咽功能障碍,为5级则存在严重的吞咽功能障碍,应禁止经口进食。

注:格拉斯哥昏迷指数评分在12分以上的患者才可进行此试验,并且应在患者放松自然,不知是在给自己做实验的情况下进行。

此试验由日本学者洼田俊夫提出。

主要参考文献

Louis R. Caplan, 凯普兰, Caplan, 等. Caplan 脑卒中：临床实践. 4版. 北京：北京大学医学出版社, 2010.

Sacco, R.L., Kasner S E, Broderick J P, et al. An updated definition of stroke for the 21st century：a statement for healthcare professionals from the American Heart Association/American Stroke Association. Journal of Neurology& Neurorehabilitation , 2013, 44(7)：2064-2089.

蔡定芳. 脑卒中防治. 上海：上海文化出版社, 2013.

曹琴琴, 君张, 肖露露, 等. 高血压治疗与缺血性脑卒中严重程度相关性分析. 医学研究生学报, 2015, 28(11)：1156-1159.

陈灏珠, 林果为, 王吉耀. 实用内科学. 14版. 北京：人民卫生出版社, 2013.

崔丽英. 脑卒中防治. 北京：科学出版社, 2011.

樊东升. 脑卒中防治百问. 北京：北京大学医学出版社, 2013.

胡瑞杰, 童南伟. 2015 ADA糖尿病医学诊治标准解读——老年糖尿病患者管理. 中国医学前沿杂志：电子版, 2015, 7(3)：6-9.

吕传真, 周良辅. 实用神经病学. 4版. 上海：上海科学技术出版社, 2014.

缪中荣, 朱超. 漫画脑卒中. 北京：人民卫生出版社, 2015.

蒲传强. 脑卒中内科治疗. 北京：人民卫生出版社, 2016.

上海市学习型社会建设与终身教育促进委员会. 老年人脑卒中100

问(上海市老年教育普及教材). 2版. 北京：科学出版社, 2015.

王启民, 朱鹏立, 李瑞慧, 等. 脑卒中自我调控300问. 北京：人民军医出版社, 2014.

解雪君, 彭微. 中医康复医学的优势和发展. 中医药管理杂志, 2016, 24(4)：169-170.

杨亚娟, 卢根娣. 脑卒中患者自我管理康复技术. 上海：上海第二军医大学出版社, 2015.

赵杨. 脑卒中用药与调养. 北京：金盾出版社, 2015.

中华医学会神经病学分会. 中国急性缺血性脑卒中诊治指南2014. 中华神经科杂志, 2015, 48(4)：246-257.

中华医学会神经病学分会. 中国脑出血诊治指南(2014). 中华神经科杂志, 2015, 48(6)：435-444.

中华医学会神经病学分会. 中国脑血管病一级预防指南2015. 中华神经科杂志, 2015, 48(8)：629-643.

主 编 信 息

·**基本信息**·

　　王长德,男,48岁,主任医师,上海中医药大学附属上海市中西医结合医院脑病科主任。

　　社会兼职:上海中医药大学兼职副教授、上海中医药大学硕士生导师、虹口区医学重点专科中西医结合脑血管病专科负责人,第三批全国优秀中医临床人才,世界中医药学会联合会急症分会常务理事,中华中医药学会脑病分会常务委员,中国民族医药学会脑病分会理事,上海市医药学会神经内科分会副主任委员,上海市中西医结合学会神经内分泌分会常务委员,上海市中西医结合学会脑心同治专业委员会委员,上海市科学技术委员会项目评审专家,神经病学与神经康复学杂志编委。

·**擅长领域**·

　　脑血管病,头痛、头晕、失眠、高血压、高脂血症、癫痫、帕金森病、记忆障碍、老年性痴呆、重症肌无力、脑疲劳、多发性硬化等疾病的中西医结合治疗。

·**门诊时间**·

　　专家门诊:每周一上午、每周五下午;特需门诊:每周三下午。